SUCOS E SMOOTHIES DE QUEIMA DE GORDURA

100 DELICIOSOS E REFRESCANTES SMOOTHIES

MARTÍN ARBELAEZ

Todos os direitos reservados.

Isenção de responsabilidade

As informações contidas neste eBook destinam-se a servir como uma coleção abrangente de estratégias sobre as quais o autor deste eBook pesquisou. Resumos, estratégias, dicas e truques são apenas recomendações do autor, e a leitura deste e-book não garante que os resultados de uma pessoa reflitam exatamente os resultados do autor. O autor do eBook fez todos os esforços razoáveis para fornecer informações atuais e precisas para os leitores do eBook. O autor e seus associados não serão responsabilizados por quaisquer erros ou omissões não intencionais que possam ser encontrados. O material do eBook pode incluir informações de terceiros. Os materiais de terceiros são compostos por opiniões expressas por seus proprietários. Como tal, o autor do eBook não assume responsabilidade ou obrigação por qualquer material ou opinião de terceiros.

O eBook é copyright © 2022 com todos os direitos reservados. É ilegal redistribuir, copiar ou criar trabalhos derivados deste e-book no todo ou em parte. Nenhuma parte deste relatório pode ser reproduzida ou retransmitida em qualquer forma reproduzida ou retransmitida de qualquer forma sem a permissão por escrito expressa e assinada do autor.

ÍNDICE

ÍNDICE 3
INTRODUÇÃO 7
1. SMOOTHIE DE COCO VERDE 8
2. SMOOTHIE MISTO DE GOJI BERRY 10
3. MANGA MAÇÃ 12
4. MORANGOS E CREME 14
5. GENGIBRE E MIRTILO SELVAGEM 16
6. TIGELA DE MORANGO GOJI E CHIA 18
7. EXPLOSÃO DE GOIABA KIWI 20
8. SURPRESA DE ESPINAFRE 22
9. LICHIA COM OVOS E MEL 24
10. AMÊNDOA E BANANA 26
11. ALFACE COM IOGURTE E LARANJA 28
12. EXPLOSÃO DE PÊRA E BANANA 30
13. SUCO DE ESPIRULINA 32
14. SMOOTHIE DE FIGO E NOZES 34
15. SMOOTHIE DE PISTACHE E BANANA 36
16. SUCO DE SOJA 38
17. SMOOTHIE DE ABACATE VERDE 40
18. SUCO DE CENOURA 42
19. SMOOTHIE DE MELÃO VERDE 44
20. DELÍCIA REFRESCANTE DE PEPINO 46
21. SMOOTHIE DE FRUTAS VERMELHAS 48
22. VITAMINA DE BANANA 50
23. SUCO DE MELANCIA 52
24. BATIDO DE MANTEIGA DE AMENDOIM 54
25. SMOOTHIE DE MORANGO E BANANA 56
26. SUCO DE CHÁ VERDE 58

27.	SMOOTHIE DE LIMÃO E PEPINO VERDE	60
28.	SMOOTHIE DE CAJU VERDE	62
29.	SMOOTHIE DE LARANJA VERDE	64
30.	SUCO DE FRUTAS E VERDE	66
31.	SUCO VERDE GENGIBRE	68
32.	SHAKE VERDE MELÃO	70
33.	SMOOTHIE VERDE AMÊNDOA COCO IOGURTE	72
34.	SMOOTHIE VERDE REFRESCANTE	74
35.	SMOOTHIE VERDE MENTA FRAMBOESA	76
36.	SMOOTHIE DE LIMPEZA DE FRUTAS VERMELHAS	78
37.	SMOOTHIE DE TORÇÃO VERDE	80
38.	BATIDO VERDE PINA COLADA	82
39.	REFRIGERADOR DE AGRIÃO	84
40.	SMOOTHIE DE UVA	86
41.	SMOOTHIE DE MIRTILO E GENGIBRE VERDE	88
42.	SMOOTHIE DE ABACATE COM MAÇÃ VERDE	90
43.	CHIA SUÍÇO ELEGANTE	92
44.	SUCO DE ENERGIA VERDE DA PRIMAVERA	94
45.	SMOOTHIE DE COCO VERDE	96
46.	SMOOTHIE MISTO DE GOJI BERRY	98
47.	SUCO DE FRUTAS PÓS-TREINO	100
48.	SUCO DE MELANCIA	102
49.	BATIDO DE PB E MORANGO	104
50.	COUVE CEREJA MIRTILO	106
51.	FRAMBOESA BANANA CHIA	108
52.	SMOOTHIE DE LARANJA VERDE	110
53.	SUCO DE CHIA COM CHOCOLATE	112
54.	SMOOTHIE DE CHÁ VERDE E GENGIBRE	114
55.	SHAKE SEM LEITE DE CEREJA E BAUNILHA	116
56.	SMOOTHIE DE FRUTAS E LEITE DE COCO	118
57.	SUCO DE SUCESSO	120

58.	Amoras e Erva-doce	122
59.	Abacate e Frutas	124
60.	Tigela de Açaí Clássica	126
61.	Tigela de smoothie de açaí e cereja	129
62.	Tigela de smoothie azul oceano	132
63.	Tigela de smoothie verde da Mãe Terra	134
64.	Tigela de smoothie de pêssego	136
65.	Mocha Smoothie Bowl	138
66.	Smoothie de cereja e coco	140
67.	Smoothie de iogurte de manga e nozes	142
68.	Cenoura Manga Coco	144
69.	Gengibre Pina Colada	146
70.	Smoothie de Maçã	148
71.	Sonho de Amêndoa	150
72.	Smoothie de frutas verdes e nozes	152
73.	Suco Verde Menta	154
74.	Smoothie de manga verde	156
75.	Smoothie verde picante e delicioso	158
76.	Smoothie verde para todos os fins	160
77.	Suco de Banana	162
78.	Power smoothie de banana-berry	164
79.	Banana morango laranja	166
80.	smoothie de frutas vermelhas	168
81.	Batido de laranja com banana	170
82.	Batido de explosão de bagas	172
83.	Batido de brainstorming de bagas	174
84.	Suco de banana com mirtilo	176
85.	Smoothie de ervilha de vaca	178
86.	Máquina de desintoxicação verde	180
87.	Smoothie de folhas verdes	182
88.	Batido de cranberry colossal	184

89.	SMOOTHIE DE LARANJA	186
90.	SUCO CREMOSO DE MIRTILO	188
91.	SMOOTHIE DE CAFÉ DA MANHÃ RÁPIDO	190
92.	OI SMOOTHIE DE FRUTAS DE FIBRA	192
93.	SUCO DE MORANGO COM KIWI	194
94.	SMOOTHIE DE IOGURTE DE MORANGO COM LIMÃO	196
95.	SMOOTHIE DE NECTARINA	198
96.	SMOOTHIE DE BANANA COM MORANGO SEM GORDURA	200
97.	SMOOTHIE DE PAPAIA	202
98.	BANANA PAPAIA FRAMBOESA	204
99.	SUCO DE PÊSSEGO	206
100.	SUCO DE ABACAXI	208

CONCLUSÃO 210

INTRODUÇÃO

Um smoothie é uma bebida versátil que é ideal para a família, e você pode praticamente adicionar frutas, sementes e verduras nutritivas a ela.

Os smoothies saudáveis estão se tornando cada vez mais populares como uma tendência de bem-estar, graças aos seus inúmeros benefícios à saúde.

Fazer smoothies saudáveis é divertido, pois você pode experimentar diferentes ervas e adoçantes, diferentes guarnições ou até mesmo optar por ter seu smoothie fino ou extra grosso. Existem três classes de smoothies de frutas vermelhas.

1. Smoothie de Coco Verde

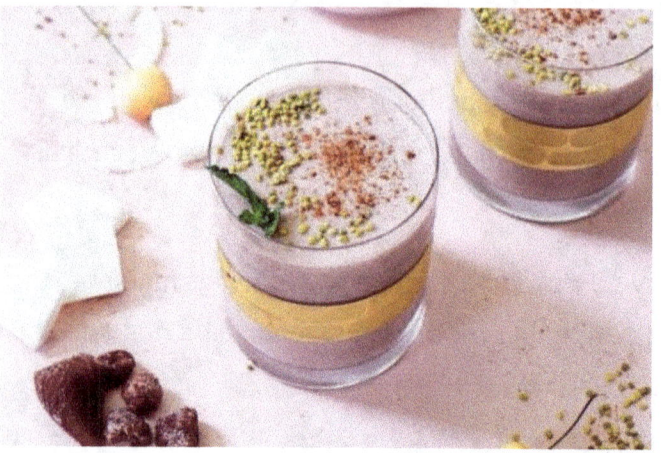

FAZ: 2 PORÇÕES

Ingredientes:

- 2 xícaras (72g) de acelga, rasgada
- ½ xícara (83g) de abacaxi em pedaços, fatiado
- 1 xícara (144g) de mirtilos
- 1 xícara (152g) Melão Honeydew, picado
- 1 colher de sopa de óleo de coco extra virgem
- Água purificada

Instruções:

a) Adicione todos os ingredientes, exceto a água purificada, àcopo alto. Adicione água conforme desejado, garantindo que não passe oLinha máxima.

b) Processe até ficar homogêneo.

2. Smoothie misto de goji berry

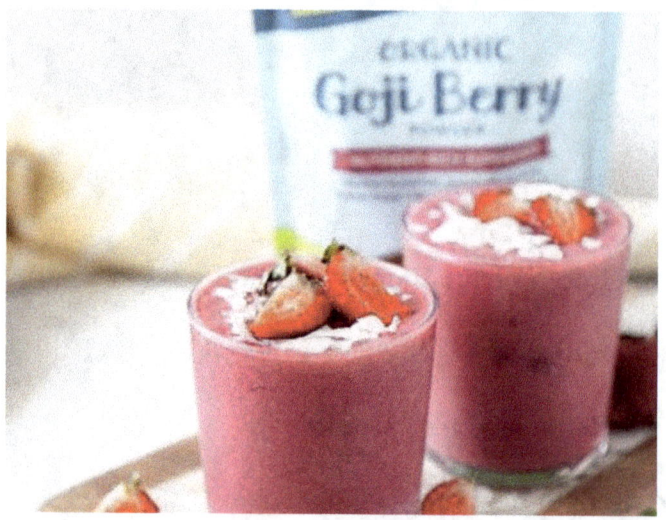

FAZ: 2 PORÇÕES

Ingredientes:

- 2 xícaras (110g) de alface romana, picada
- 1 banana madura, cortada em rodelas
- $\frac{1}{4}$ xícara (30g) de Goji Berries
- 1 xícara (144g) de frutas vermelhas
- Raiz de gengibre de 1 polegada (2,5 cm)
- Água purificada

Instruções:

a) Adicione todos os ingredientes, exceto a água purificada, àcopo alto.Adicione água conforme desejado, garantindo que não passe oLinha máxima.

b) Processe até ficar homogêneo.

3. manga maçã

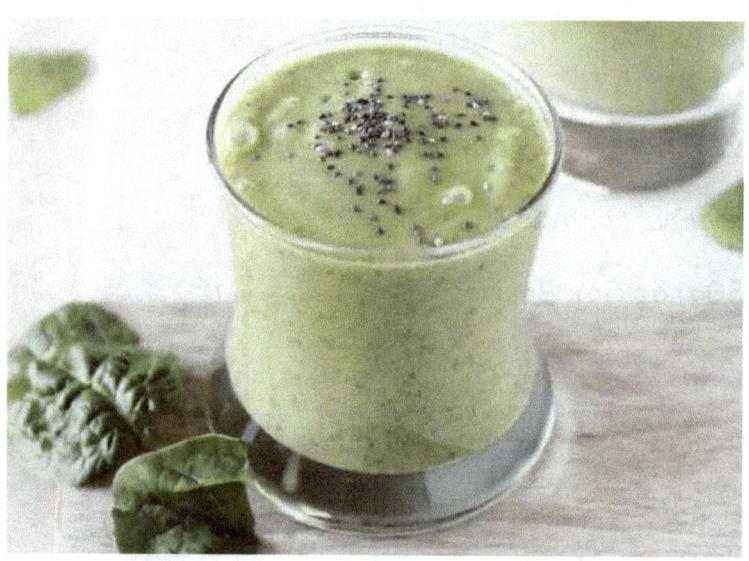

Ingredientes:

- 3 punhados de espinafre
- 2 xícaras de água
- 1 maçã, sem caroço, cortada em quatro
- 1½ xícaras de manga
- 2 xícaras de morangos congelados
- 1 pacote de estévia
- 2 colheres de sopa de linhaça moída
- OPCIONAL: 1 colher de proteína em pó

Instruções:

a) Coloque o espinafre e a água no liquidificador e bata até que a mistura fique com a consistência de suco verde. Pare o liquidificador e adicione os ingredientes restantes ao liquidificador.

b) Bata até ficar cremoso.

4. Morangos e creme

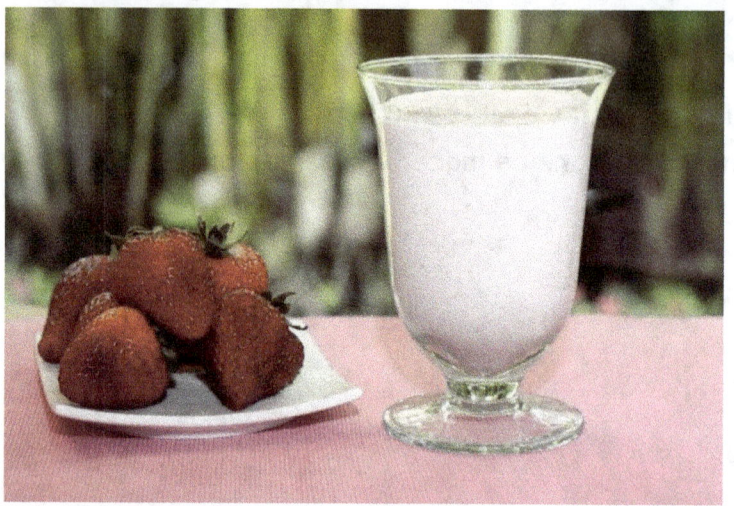

Serve: 1

Ingredientes:

- 1/4 xícara de aveia à moda antiga
- 3 colheres de sopa de nozes de macadâmia cruas picadas (de preferência demolhadas por 1 a 2 horas)
- 1 xícara de morangos orgânicos congelados
- 4 tâmaras sem caroço
- 1/4 colher de chá de extrato de baunilha puro
- 1 xícara de água gelada
- 3 a 4 cubos de gelo

Instruções:

a) Coloque todos os ingredientes, exceto o gelo, no liquidificador e processe até ficar homogêneo e cremoso. Adicione o gelo e processe novamente. Bebida gelada.

5. Gengibre e Mirtilo Selvagem

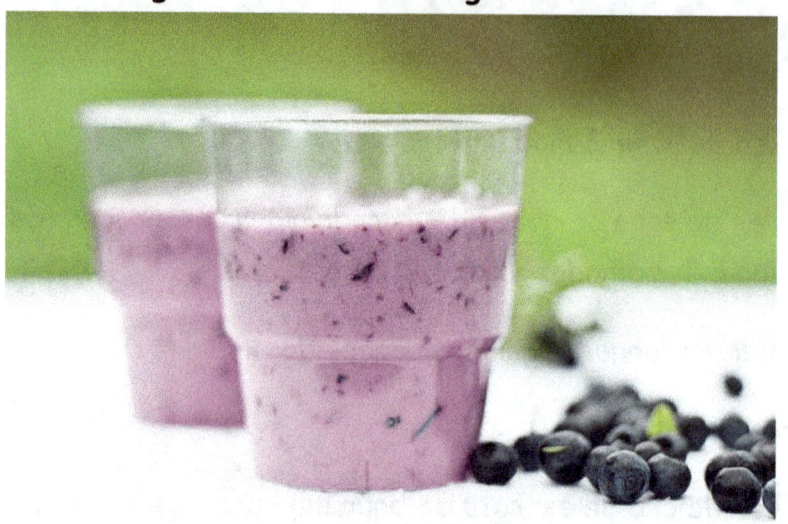

Serve: 2

Ingredientes:

- 1 xícara de mirtilos selvagens congelados (ou mirtilos congelados cultivados normais)
- 1/4 xícara de castanha de caju crua
- 1 banana, cortada em pedaços pequenos
- 1 colher de sopa de suco de limão fresco
- 1/2 colher de chá de extrato de baunilha puro
- 1 colher de sopa de gengibre fresco ralado
- 5 a 6 tâmaras sem caroço
- 1 xícara de água fria
- 5 a 6 cubos de gelo

Instruções:

a) Coloque todos os ingredientes, exceto o gelo, no liquidificador e processe até ficar homogêneo e cremoso.

b) Adicione o gelo e processe novamente. Bebida gelada.

6. Tigela de morango goji e chia

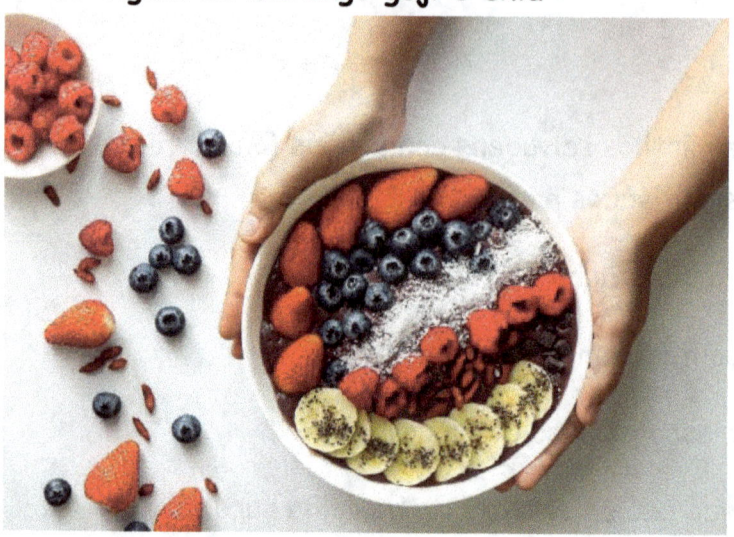

Rendimento: 1

Ingredientes

- 1T de bagas de goji
- 1T de morangos
- pedaço de canela em pau de 1 polegada
- 2-4T sementes de chia
- 1 colher de óleo de coco
- 16 oz. Água de Côco
- 2T iogurte de leite de caju
- 1/3 xícara de sementes de cânhamo
- 2-3 folhas grandes de couve
- 1c bagas congeladas
- ½ banana congelada

instruções

a) Coloque as bagas de goji, a canela e as sementes de chia no liquidificador e adicione água de coco suficiente para cobrir bem. Deixe de molho cerca de 10 minutos.

b) Adicione a água de coco restante e o restante dos ingredientes no liquidificador e processe na configuração apropriada para smoothies, adicionando líquido extra (água de coco, água ou leite de nozes) para a consistência desejada.

7. Explosão de goiaba kiwi

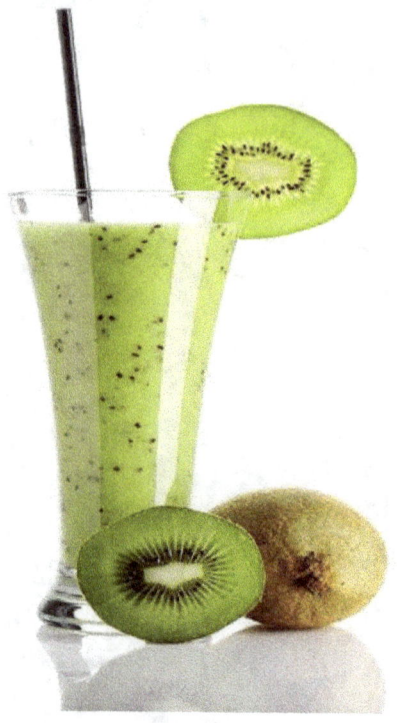

Ingredientes:

- 1 Kiwi
- 1 goiaba
- Água de côco
- Grãos de milho frescos
- Cubos de gelo

instruções

a) Pique o kiwi e a goiaba em pedaços pequenos.

b) Moa os grãos de milho com água de coco e adicione os pedaços de frutas picadas nele. Sirva com cubos de gelo.

8. Surpresa de espinafre

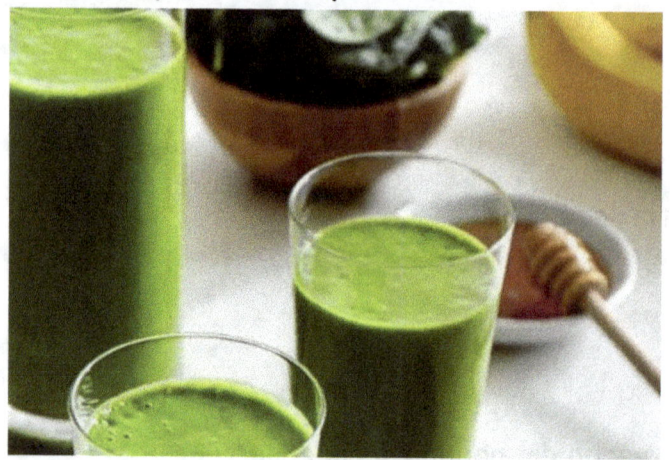

Ingredientes:

- Fatias de Pão
- Folhas de espinafre
- Iogurte
- Xarope de Limão

instruções

a) Misture as folhas de espinafre no iogurte. Adicione as fatias de pão e misture novamente para obter uma textura espessa.

b) Adicione calda de limão a gosto e sirva em temperatura ambiente.

9. Lichia com ovos e mel

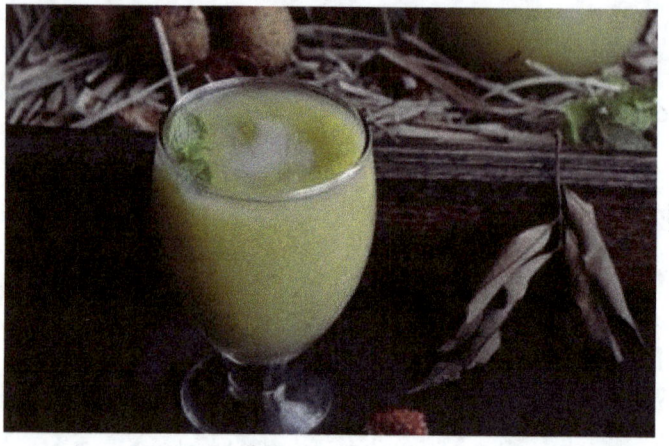

Ingredientes:

- Claras de ovo
- Leite
- 7-8 lichias
- 2 pepinos
- Mel

instruções

a) Misture bem a clara de ovo com o leite e o mel. Descasque e pique as lichias em pedaços pequenos e reserve. Misture os pepinos com a mistura de leite. Adicione os pedaços de lichia de forma que eles flutuem no smoothie.

b) Isso dará sabor e sabor como nenhum outro.

10.   Amêndoa e Banana

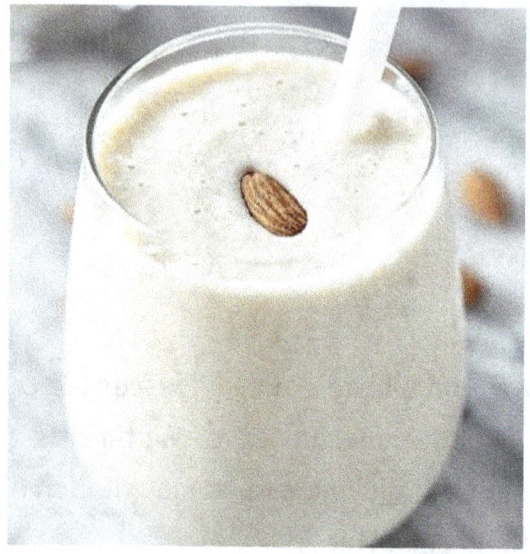

Ingredientes:

- 1 banana média
- Pedaços de Abacaxi em Cubos
- Folhas de Hortelã Frescas
- Amêndoas Torradas
- Cubos de gelo

instruções

a) Corte as amêndoas em pedaços finos e reserve. Misture a banana, o abacaxi e as folhas de hortelã com cubos de gelo para obter uma mistura tipo granizado.

b) Decore com fatias de amêndoas antes de servir.

11. Alface com iogurte e laranja

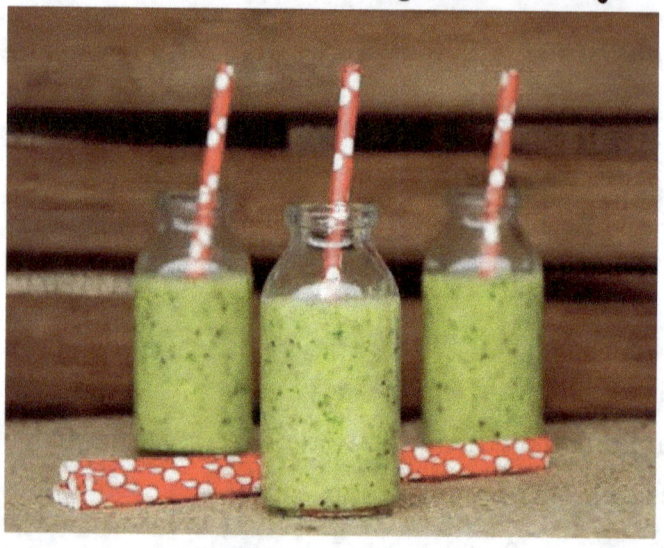

Ingredientes:

- Folhas de alface orgânica
- Iogurte fresco espesso
- Polpa de Laranja
- Gelo

instruções

a) Misture o iogurte com a polpa de laranja para obter uma textura macia e polpuda. Ferva metade da alface e adicione as folhas picadas à mistura de iogurte.

b) Misture bem. Por fim, adicione gelo picado a esta mistura e sirva gelado.

12. Explosão de pêra e banana

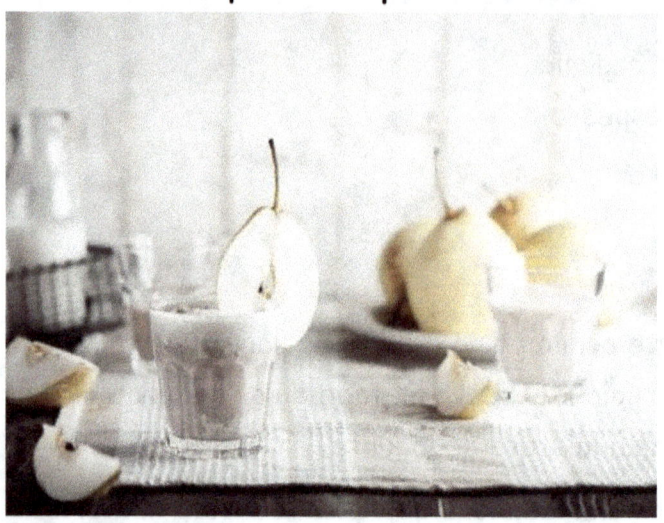

Ingredientes:

- 1 Pera Orgânica
- Talos de Coentro
- Leite
- 1 banana madura
- Açúcar

instruções

a) Corte a pera em pedaços menores e reserve. Esmague os talos de coentro no leite. Adicione a banana madura ao leite e misture bem. Adicione açúcar a gosto e adicione os pedaços de pêra picados ao smoothie.

b) Como opção, você pode adicionar folhas de hortelã ao smoothie para melhorar o sabor e o sabor.

13. Suco de Espirulina

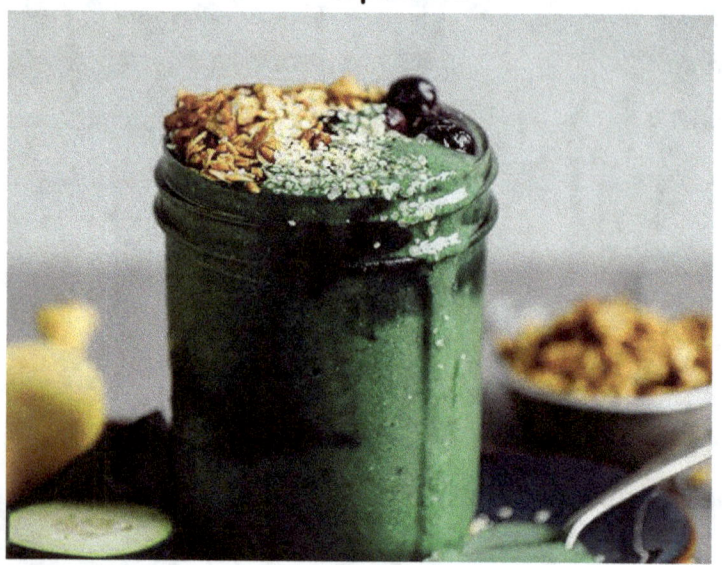

Ingredientes:

- 1 colher de chá de espirulina
- Botão de gengibre de 2-3 centímetros
- Folhas de espinafre
- Iogurte de frutas
- Água quente

instruções

a) Misture a espirulina com as folhas de espinafre para obter uma pasta grossa. Dilua a pasta com iogurte de frutas de acordo com o gosto e a textura preferida.

b) Ferva o gengibre em água quente e extraia seu sabor. Adicione o extrato de gengibre à mistura de espinafre e espirulina.

c) Aqueça a mistura até ficar morna e beba o smoothie nessa temperatura, de preferência antes das refeições.

14. Smoothie de figo e nozes

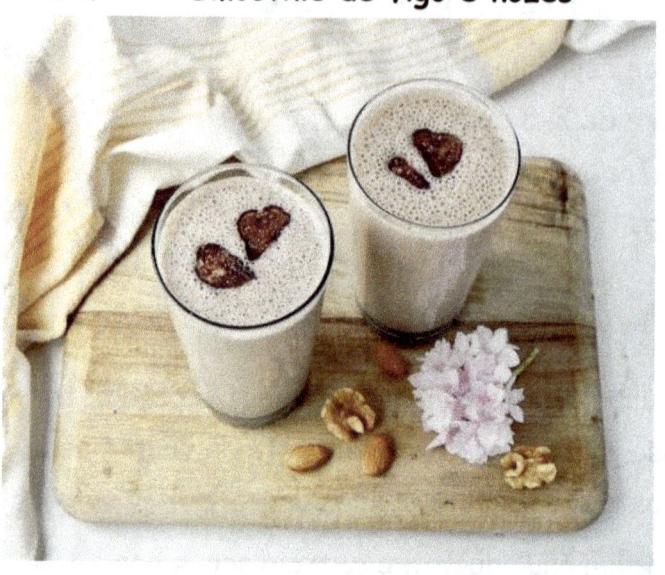

Ingredientes:

- 1-2 Figos Frescos
- 3 morangos
- Sal
- nozes
- Folhas de coentro
- Cubos de gelo
- Leite

instruções

a) Adicione o leite, os morangos, os figos e as folhas de coentro ao leite e misture até ficar homogêneo e homogêneo.

b) Parta as nozes em pedaços mais pequenos e esmague-as com a quantidade necessária de sal.

c) Adicione o esmagamento grosseiro de nozes antes de servir. Sirva gelado.

15.   Smoothie de pistache e banana

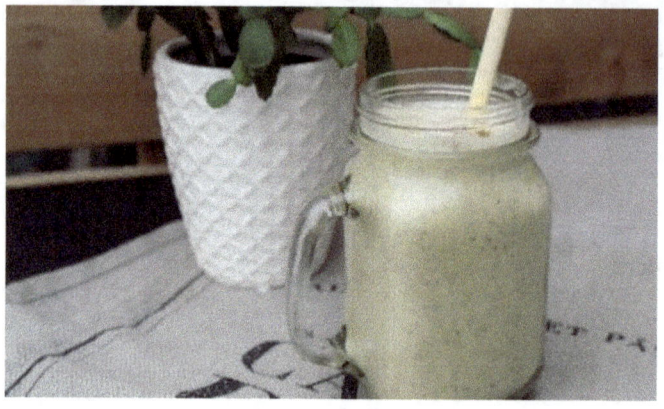

Ingredientes:

- pistachios
- Água morna
- 1 maçã
- 1 banana
- 3 pepinos

instruções

a) Adicione pedaços de maçã picados em água morna e esmague a banana em uma pasta. Rale os pepinos e adicione-os à pasta de banana.

b) Misture bem a pasta e adicione-a à água morna contendo pedaços de maçã. Não misture. Pique os pistaches em dois e adicione-os à polpa de maçã. Agora misture apenas a pasta de banana e a polpa de maçã.

c) Use a água morna para uniformizar a textura. Sirva quente.

16.   Suco de Soja

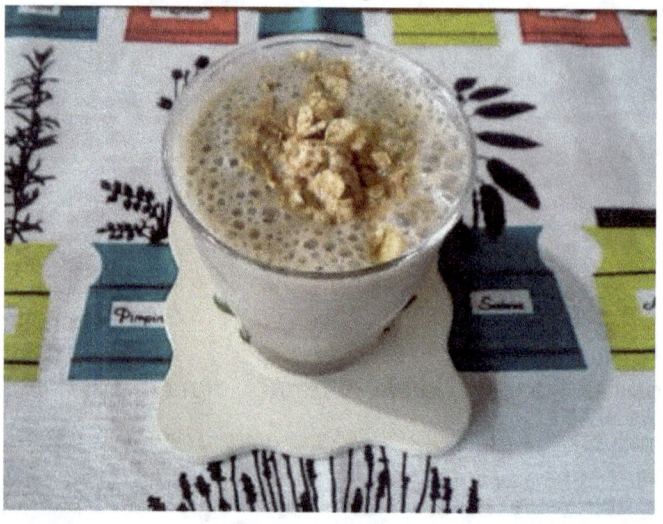

Ingredientes:

- Claras de Ovos
- Leite de soja
- Queijo tipo cottage
- Açúcar
- Sal

instruções

a) Misture as claras, o leite de soja e o queijo cottage para dar uma textura granulada ao smoothie. Adicione açúcar e sal em uma proporção que dê sabor à língua.

b) No smoothie, rale novamente um pouco de queijo cottage.

17. Smoothie de abacate verde

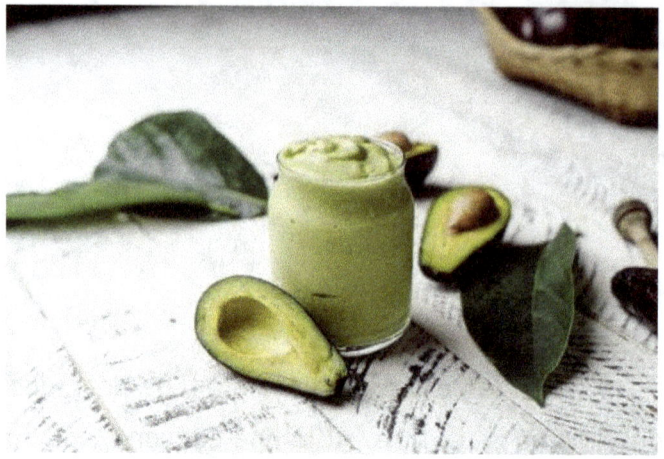

Ingredientes:

- 3/4 xícara de água de coco
- 1/2 xícara de couve
- 1/2 xícara de espinafre
- 1/2 xícara de abacate
- 2 xícaras de uvas sem sementes
- 1 pêra
- 4 - 5 cubos de gelo

Instruções:

a) Misture todos os ingredientes para combinar.

b) Aproveitar.

18.   Suco de Cenoura

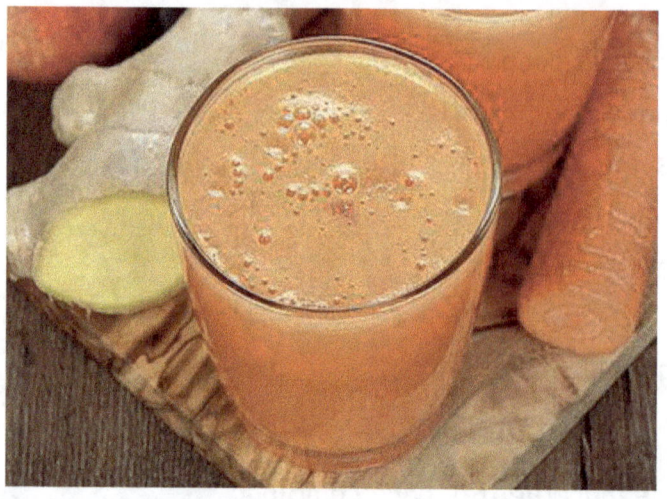

Ingredientes:

- 1/2 xícara de água
- 1/2 xícara de leite desnatado
- 1/2 colher de chá. Canela
- 1/8 xícara de aveia em flocos à moda antiga
- 1/2 xícara de espinafre
- 2 cenouras pequenas ou 1 cenoura grande (com topo verde)
- 1 Banana (congelada, picada)
- 4 - 5 cubos de gelo

Instruções:

a) Misture todos os ingredientes para combinar.

b) Aproveitar.

19.   Smoothie de melão verde

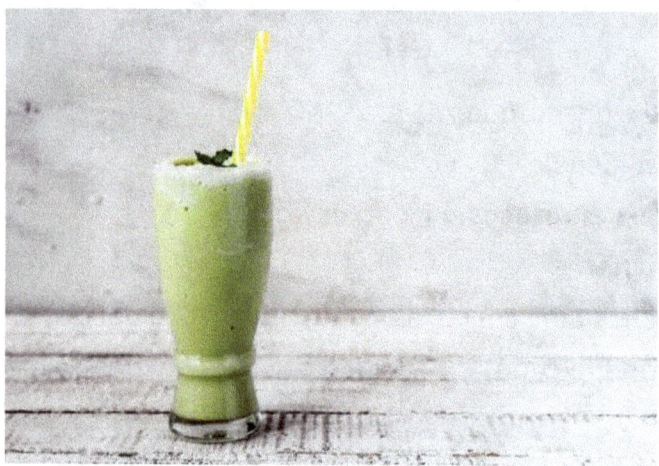

Ingredientes:

- 1/2 xícara de água
- 3 colheres de sopa. Mel
- 1 rodela de lima (retire as sementes, guarde a casca)
- 1 xícara de couve
- 1/2 xícara de melão
- 1/2 xícara de melado
- 4 - 5 cubos de gelo

Instruções:

a) Misture todos os ingredientes para combinar.

b) Aproveitar.

20. Delícia refrescante de pepino

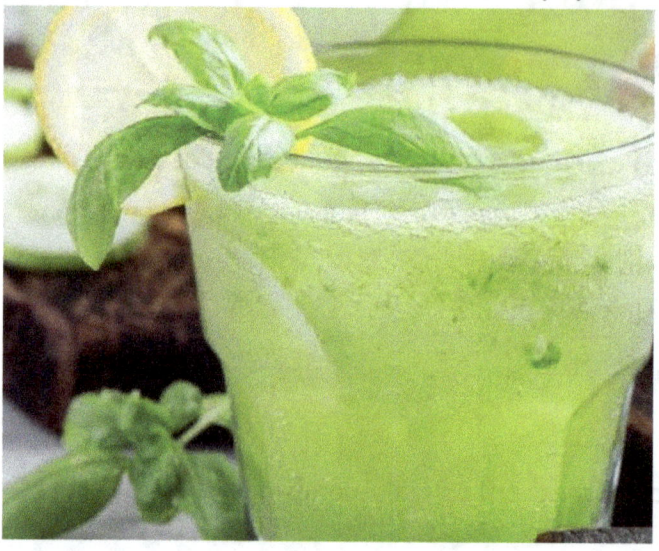

Ingredientes:

- 1/2 xícara de água
- 4 colheres de sopa. Mel
- 2 xícaras de couve
- 1 cunha de limão
- 2 pepinos
- 4 - 5 cubos de gelo

Instruções:

a) Misture todos os ingredientes para combinar.

b) Aproveitar.

21. Smoothie de frutas vermelhas

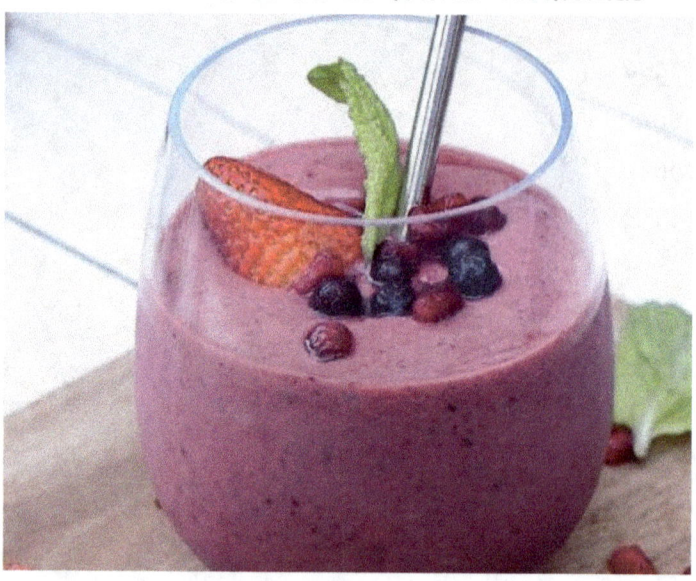

Ingredientes:

- 1/2 xícara de suco de maçã
- 1 xícara de espinafre
- 2 xícaras de frutas vermelhas
- 1 Banana (congelada, picada)
- 4 - 5 cubos de gelo

Instruções:

a) Misture todos os ingredientes para combinar.

b) Aproveitar.

22. Vitamina de banana

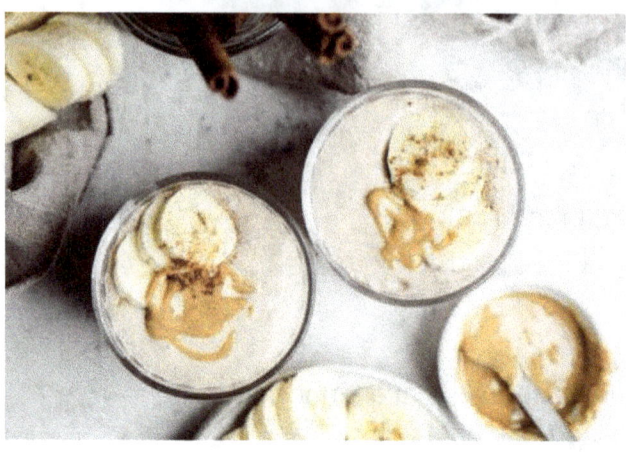

Ingredientes:

- 1/2 xícara de leite
- 1/2 xícara de iogurte de baunilha
- 2 colheres de chá. Mel
- 1/4 colher de chá. Canela
- 2 bananas
- 1 xícara de espinafre
- 4 - 5 cubos de gelo

Instruções:

a) Misture todos os ingredientes para combinar.

b) Aproveitar.

23. Suco de Melancia

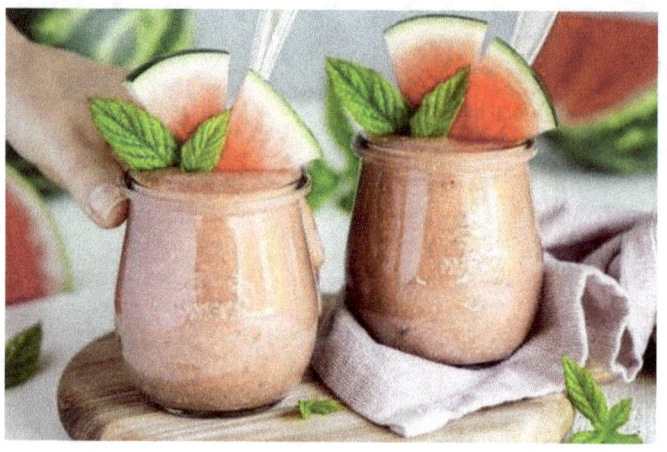

Ingredientes:

- 2 xícaras de melancia
- 1 xícara de espinafre
- 1/2 xícara de morangos
- 1/2 xícara de pêssegos congelados
- 4 - 5 cubos de gelo

Instruções:

a) Misture todos os ingredientes para combinar.

b) Aproveitar.

24.   Batido de Manteiga de Amendoim

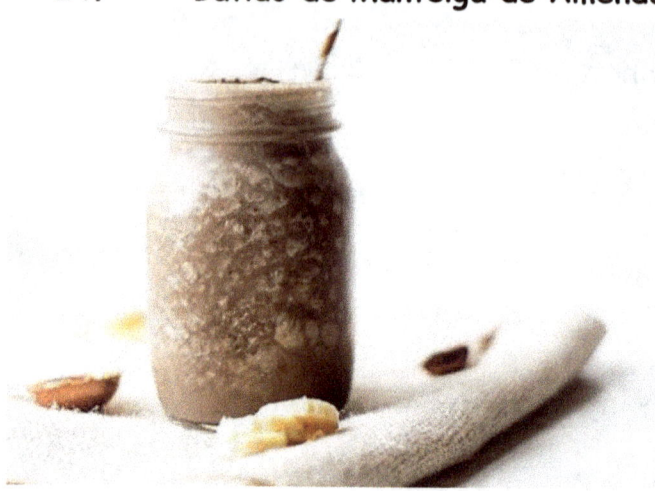

Ingredientes:

- 1 xícara de leite desnatado
- 3 colheres de sopa. Manteiga de amendoim
- 2 xícaras de espinafre
- 1 Banana (congelada, picada)

Instruções:

a) Misture todos os ingredientes para combinar.

b) Aproveitar.

25. Smoothie de morango e banana

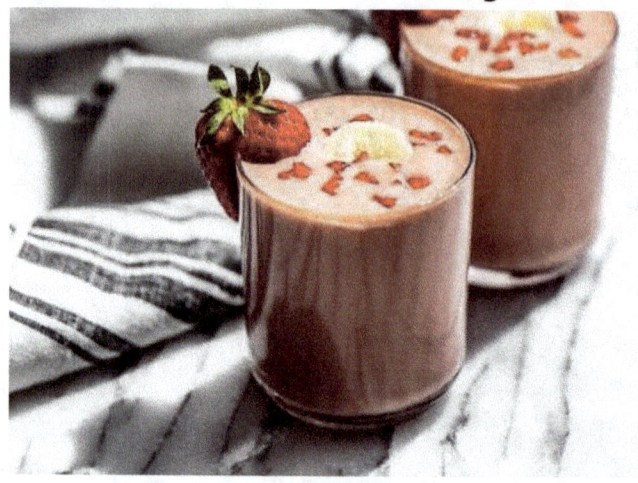

Ingredientes:

- 1/2 xícara de água
- 1/2 xícara de leite desnatado
- 1/2 xícara de iogurte de baunilha
- 2 colheres de chá. Mel
- 1 xícara de mix de folhas
- 1/2 xícara de morangos
- 1 Banana (congelada, picada)
- 4 - 5 cubos de gelo

Instruções:

a) Misture todos os ingredientes para combinar.

b) Aproveitar.

26.   Suco de Chá Verde

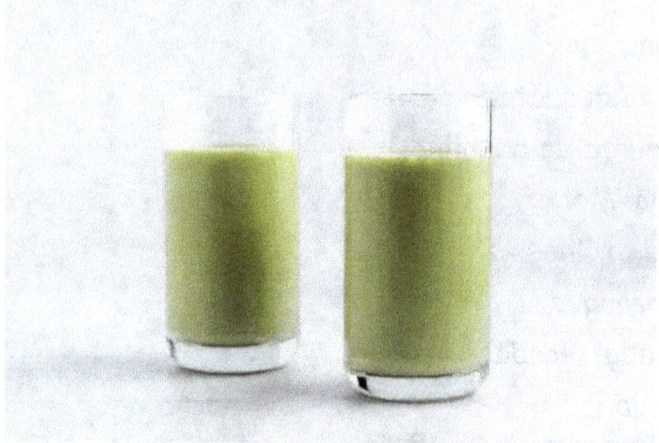

Ingredientes:

- 1 xícara de chá verde
- 1 cenoura
- 1 banana
- 2 punhados de couve
- Alguns cubos de gelo

Instruções:

a) Adicione todos os ingredientes no liquidificador e bata até ficar homogêneo.

b) Esta é uma ótima opção para o almoço.

27.   Smoothie de limão e pepino verde

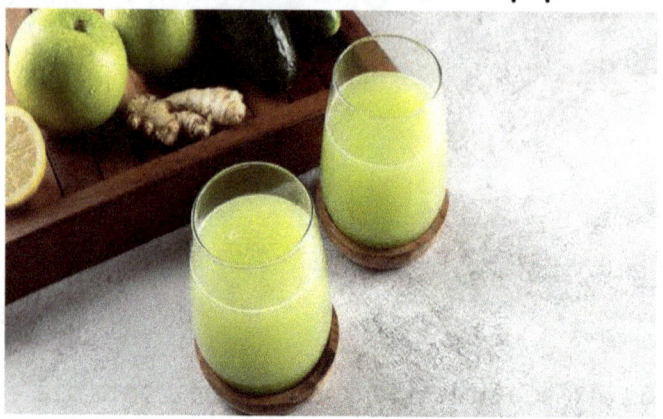

Ingredientes:

- 1 pepino
- 1 Pera, fatiada
- 4 talos de aipo
- 1 limão descascado
- ½ xícara de água gelada

Instruções:

a) Adicione todos esses ingredientes no liquidificador e bata até ficar homogêneo.

b) Seleção perfeita para almoço; este lhe dará a energia que você precisa para o resto da tarde.

28.   Smoothie de caju verde

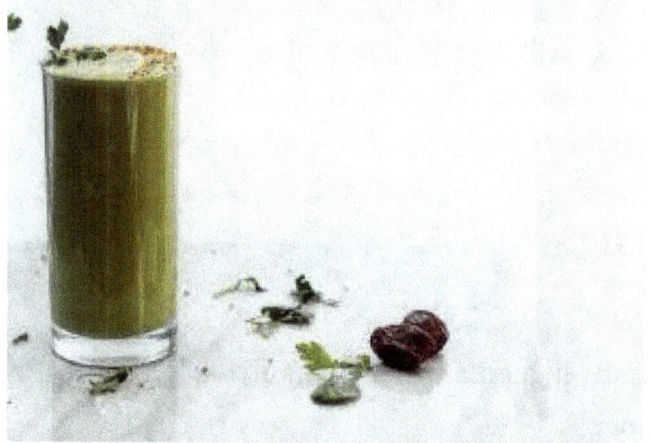

Ingredientes:

- 1 xícara de água de coco
- ½ xícara de castanha de caju
- 1 banana
- 2 Datas
- 1 colher de sopa de semente de linhaça
- Um punhado de espinafre

Instruções:

a) Adicione todos os ingredientes no liquidificador e bata até ficar homogêneo.

b) Este é delicioso e os cajus dão-lhe algo especial. Ótima opção para almoço

29. Smoothie de laranja verde

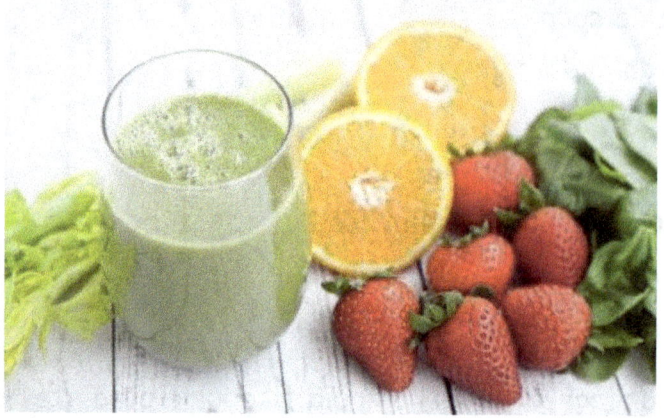

Ingredientes:

- 1 banana
- 5 morangos grandes
- ½ xícara de laranja descascada
- ½ xícara de maçã fatiada
- Um pouco de semente de linhaça
- 2 punhados de espinafre
- 1 xícara de água gelada

Instruções:

a) Misture todos os ingredientes no liquidificador e bata até ficar homogêneo.

b) Este é maravilhoso e perfeito para o almoço.

30. Suco de frutas e verde

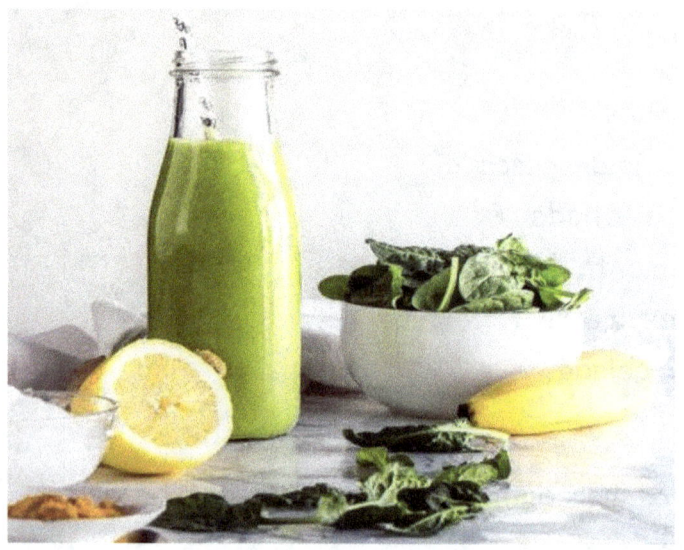

Ingredientes:

- 1 pote pequeno de Iogurte Grego Simples
- 1/2 xícara de proteína em pó natural
- $\frac{1}{2}$ xícara de mirtilos
- $\frac{1}{2}$ xícara de pêssegos em fatias
- $\frac{1}{2}$ xícara de abacaxi, fatiado
- $\frac{1}{2}$ xícara de morangos
- $\frac{1}{2}$ xícara de manga, fatiada
- 1 punhado de couve (retire o talo e os talos)
- $\frac{1}{2}$ xícara de água gelada

Instruções:

a) Adicione todos esses ingredientes no liquidificador e bata até ficar homogêneo.

b) Este está fora deste mundo.

31.   Suco Verde Gengibre

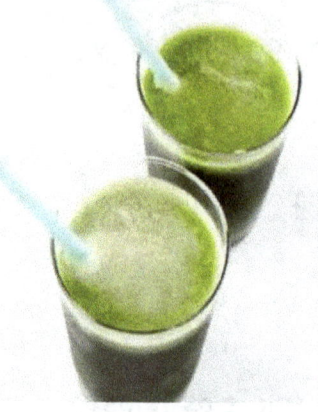

Ingredientes:

- Pequeno punhado de salsa
- 1 pepino, fatiado
- 1 limão descascado
- 1 polegada de raiz de gengibre
- 1 xícara de maçãs congeladas
- 1 punhado de couve (sem os talos e talos)
- ½ xícara de água gelada

Instruções:

a) Misture todos esses ingredientes no liquidificador e bata até ficar homogêneo. Este é muito bom.

b) Todos esses ingredientes são maravilhosos juntos. Boa opção para almoço

32. Shake Verde Melão

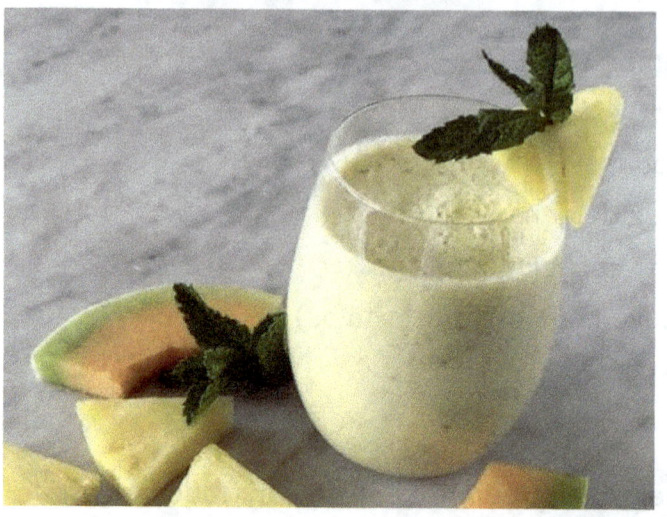

Ingredientes:

- ½ xícara de cerejas pretas sem caroço
- 1 banana
- Um punhado de couve, cortada em pedaços
- ½ xícara de mirtilos
- ½ xícara de melão verde
- ½ xícara de água de coco
- ½ xícara de cubos de gelo

Instruções:

a) Adicione todos esses ingredientes no liquidificador e bata até ficar homogêneo. Este é muito bom.

b) Todos os sabores são maravilhosos juntos.

33. Smoothie verde amêndoa coco iogurte

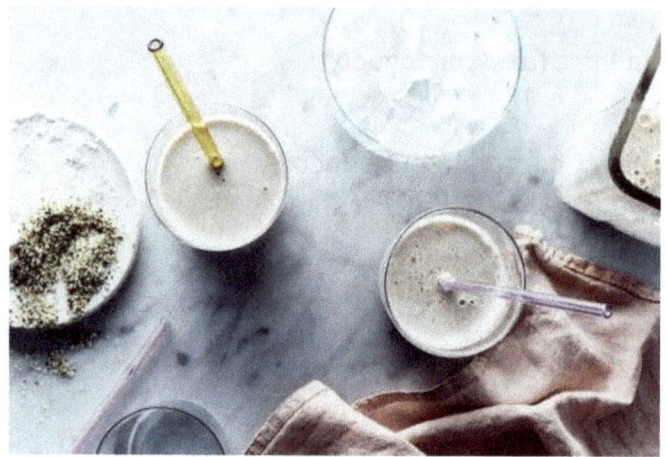

Ingredientes:

- 1 xícara de iogurte de coco e amêndoa
- Bando de coentro
- Punhado de espinafre
- Abacate, fatiado
- 1 xícara de mirtilos, morangos ou framboesas
- 1 manga, fatiada
- ½ xícara de água de coco
- Pitada de sal marinho
- Água gelada

Instruções:

a) Adicione todos os ingredientes no liquidificador e bata até ficar homogêneo. Adicione a água conforme necessário. Este é um delicioso smoothie verde com um ótimo sabor.

b) Toda esta mistura de sabores é um deleite para beber.

34. Smoothie verde refrescante

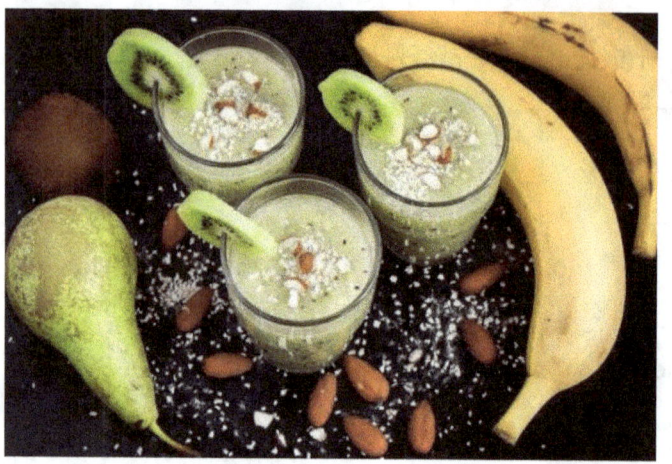

Ingredientes:

- 1 xícara de abacaxi, cortado em pedaços
- 1 banana congelada cortada em pedaços
- 1 manga, fatiada
- ½ xícara de água gelada
- Punhado de espinafre

Instruções:

a) Adicione todos os ingredientes no liquidificador e bata até ficar homogêneo. Este é realmente delicioso e refrescante.

b) Esta é uma ótima opção para o almoço.

35.   Smoothie Verde Menta Framboesa

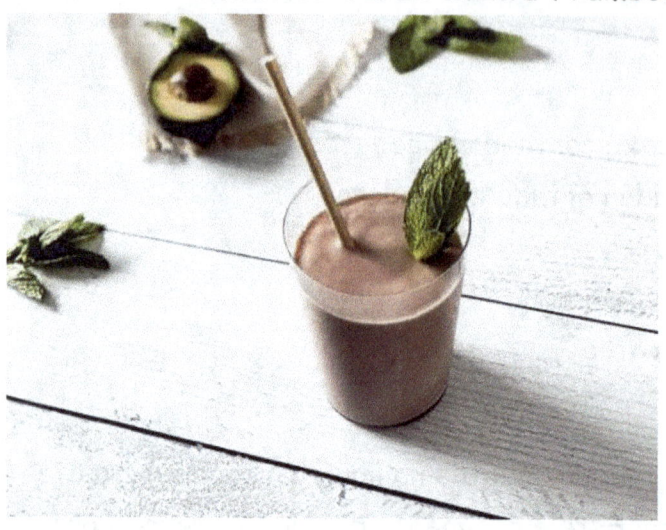

FAZ: 2 porções

Ingredientes:

- 1 ½ xícaras (78g) de folhas de dente-de-leão
- ¼ xícara (23g) de hortelã picada
- 2 ½ xícaras (308g) de framboesas congeladas
- 1 tâmara Medjool sem caroço
- 2 colheres de sopa de linhaça moída
- Água purificada

Instruções:

a) Adicione todos os ingredientes, exceto a água purificada, ao copo alto. Adicione água conforme desejar, garantindo que não ultrapasse a Max Line.

b) Processe até ficar homogêneo.

36. Smoothie de limpeza de frutas vermelhas

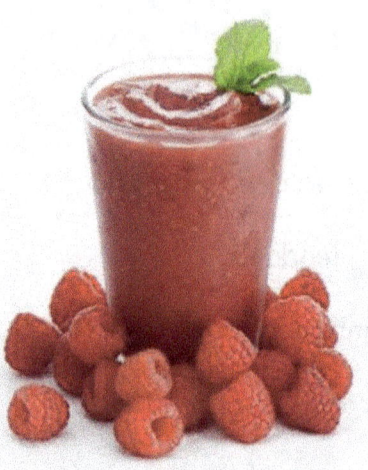

FAZ: 2 porções

Ingredientes:

- 3 folhas de acelga, hastes removidas
- $\frac{1}{4}$ xícara (28g) de cranberries maduros
- 2 xícaras (288g) de mirtilos
- 1 tâmara Medjool sem caroço
- 2 colheres de sopa de linhaça moída
- Água purificada

Instruções:

a) Adicione todos os ingredientes, exceto a água purificada, ao copo alto. Adicione água conforme desejar, garantindo que não ultrapasse a Max Line.

b) Processe até ficar homogêneo.

37.   Smoothie de torção verde

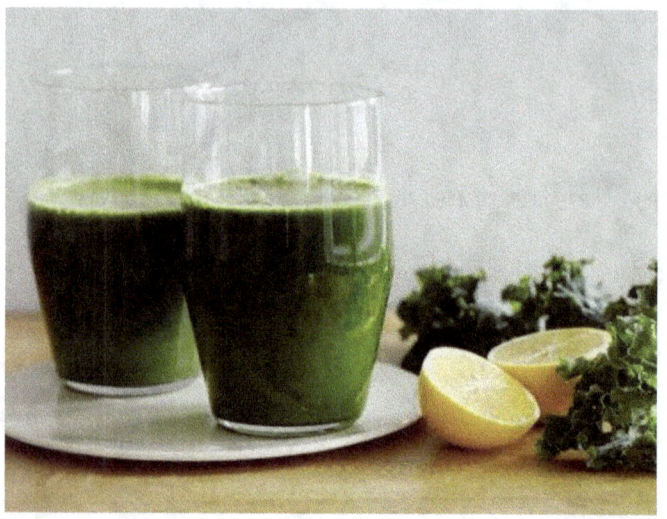

FAZ: 2 porções

Ingredientes:

- 1 xícara (67g) Couve, hastes removidas, costelas removidas e picadas
- 1 xícara (55g) de folhas de dente-de-leão
- 1 laranja, descascada, sem sementes e picada
- 2 xícaras (288g) de morangos
- 2 Kiwis descascados e picados
- $\frac{1}{2}$ colher de sopa de suco de limão
- Água purificada

Instruções:

a) Adicione todos os ingredientes, exceto a água purificada, ao copo alto. Adicione água conforme desejar, garantindo que não ultrapasse a Max Line.

b) Processe até ficar homogêneo.

38. Batido Verde Pina Colada

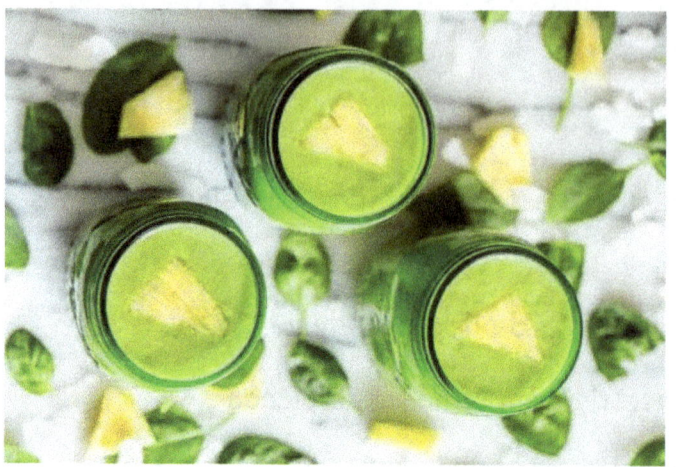

FAZ: 2 porções

Ingredientes:

- 2 xícaras (76g) de folhas de beterraba
- 1 xícara (166g) de abacaxi fresco, picado
- 1 xícara (144g) de mirtilos
- 1 colher de sopa de linhaça moída
- 1 colher de sopa de óleo de coco orgânico
- 1 xícara (240ml) de água de coco
- Água purificada

Instruções:

a) Adicione todos os ingredientes, exceto a água purificada, ao copo alto. Adicione água conforme desejar, garantindo que não ultrapasse a Max Line.

b) Processe até ficar homogêneo.

39. Refrigerador de agrião

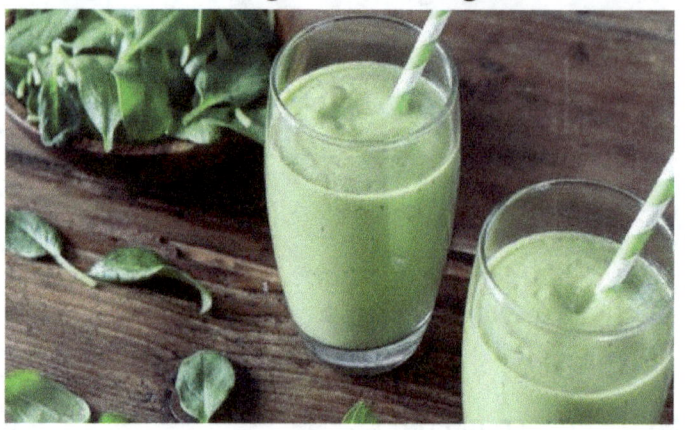

FAZ: 2 porções

Ingredientes:

- 2 xícaras (70g) de agrião
- ¼ xícara (28g) de cranberries frescos maduros
- 1 banana madura, cortada em rodelas
- 1 laranja, descascada e picada
- 1 tâmara Medjool sem caroço (opcional)
- 1 colher de sopa de erva-doce em pó
- Água purificada

Instruções:

a) Adicione todos os ingredientes, exceto a água purificada, ao copo alto. Adicione água conforme desejar, garantindo que não ultrapasse a Max Line.

b) Processe até ficar homogêneo.

40. Smoothie de Uva

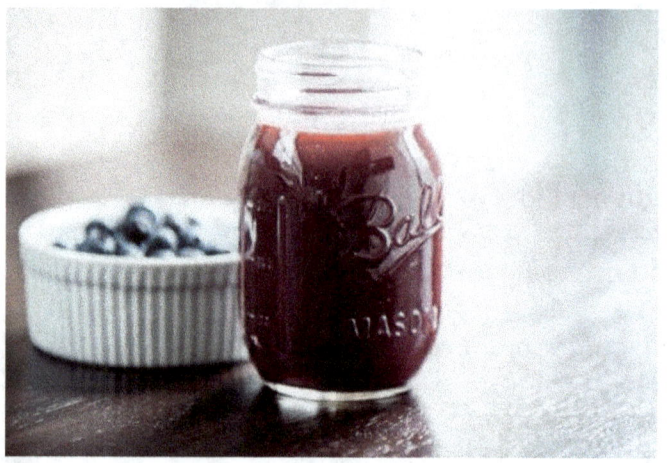

FAZ: 2 porções

Ingredientes:

- 2 xícaras (60g) de espinafre fresco, com os talos removidos e picados
- ½ xícara (46g) de uvas verdes sem sementes
- 1 xícara (124g) de framboesas
- 1 Medjool Date (opcional)
- 2 colheres de sopa de sementes de chia
- 1 colher de chá de canela em pó orgânico
- Água purificada

Instruções:

a) Adicione todos os ingredientes, exceto a água purificada, ao copo alto. Adicione água conforme desejar, garantindo que não ultrapasse a Max Line.

b) Processe até ficar homogêneo.

41. Smoothie de mirtilo e gengibre verde

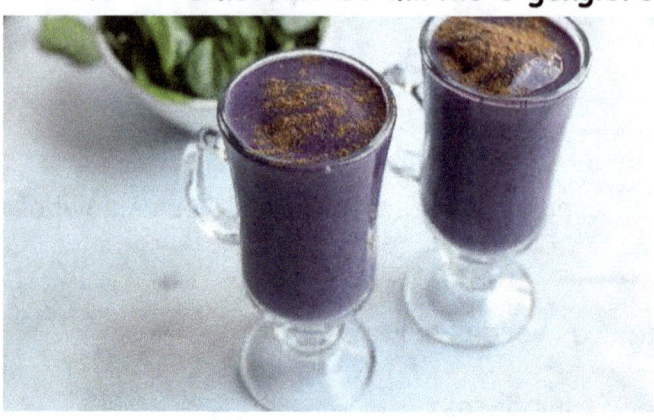

FAZ: 2 porções

Ingredientes:

- 2 xícaras (60g) de espinafre baby
- 2 xícaras (288g) de mirtilos
- 1 banana madura, cortada em rodelas
- Raiz de gengibre de 2 cm, lavada e picada
- 2 xícaras (480ml) de água de coco orgânica
- Água Purificada (opcional)

Instruções:

a) Adicione todos os ingredientes, exceto a água purificada, ao copo alto. Adicione água conforme desejar, garantindo que não ultrapasse a Max Line.

b) Processe até ficar homogêneo.

42.   Smoothie de abacate com maçã verde

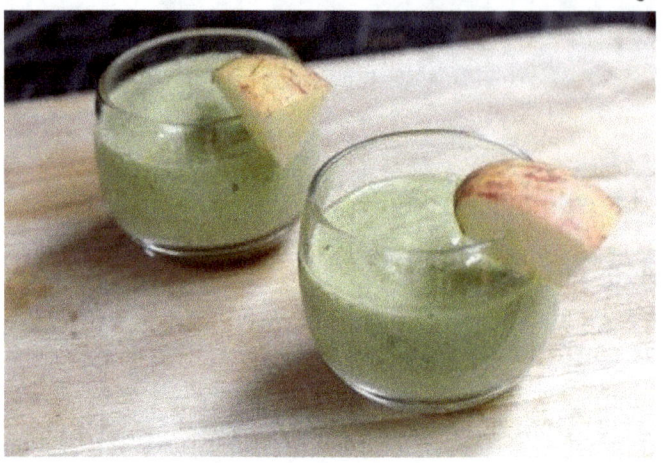

FAZ: 2 porções

Ingredientes:

- 2 xícaras (76g) de folhas verdes
- 1 maçã verde, sem caroço e picada
- 1 fatia (100g) de abacate
- ½ xícara (46g) de uvas vermelhas
- ½ xícara (77g) de mirtilos
- ½ colher de chá de suco de limão
- Água purificada

Instruções:

a) Adicione todos os ingredientes, exceto a água purificada, ao copo alto. Adicione água conforme desejar, garantindo que não ultrapasse a Max Line.

b) Processe até ficar homogêneo.

43.   Chia suíço elegante

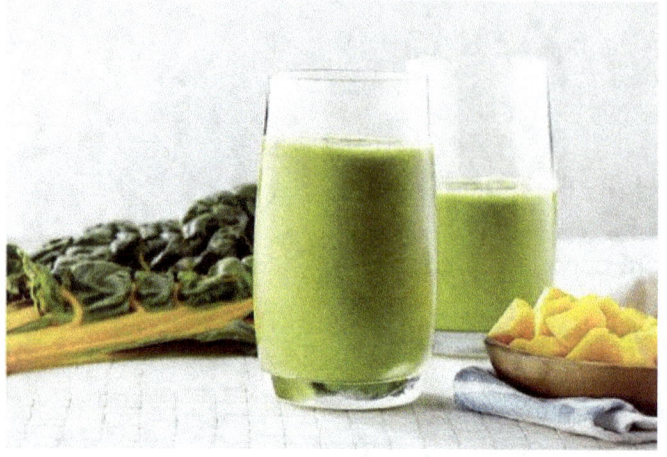

FAZ: 2 porções

Ingredientes:

- ½ xícara (30g) de salsa fresca
- 1½ xícaras (54g) de acelga, picada
- 2 pêssegos maduros, sem caroço e picados
- 1 tâmara Medjool
- 1 xícara (144g) de morangos
- 2 colheres de sopa de sementes de chia
- Água purificada

Instruções:

a) Adicione todos os ingredientes, exceto a água purificada, ao copo alto. Adicione água conforme desejar, garantindo que não ultrapasse a Max Line.

b) Processe até ficar homogêneo.

44.   Suco de energia verde da primavera

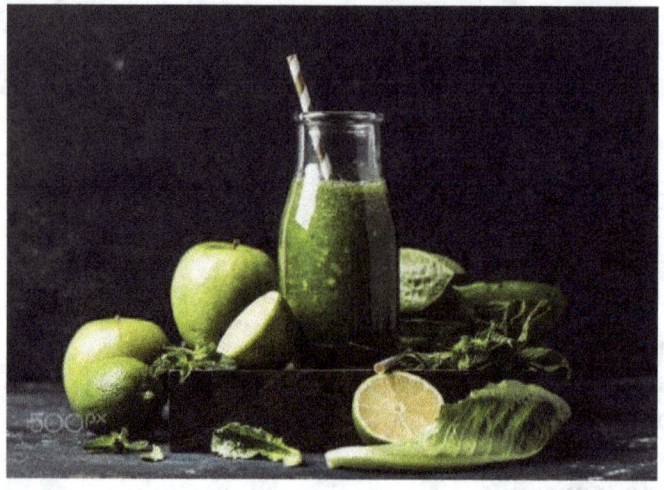

FAZ: 2 porções

Ingredientes:

- 2 xícaras (76g) de folhas verdes
- 1 manga madura, em cubos
- 1 laranja, descascada, sem sementes e picada
- 1 xícara (124g) de framboesas
- 2 colheres de sopa de sementes de chia
- 1 colher de sopa de linhaça moída
- Água purificada

Instruções:

a) Adicione todos os ingredientes, exceto a água purificada, ao copo alto. Adicione água conforme desejar, garantindo que não ultrapasse a Max Line.

b) Processe até ficar homogêneo.

45. Smoothie de Coco Verde

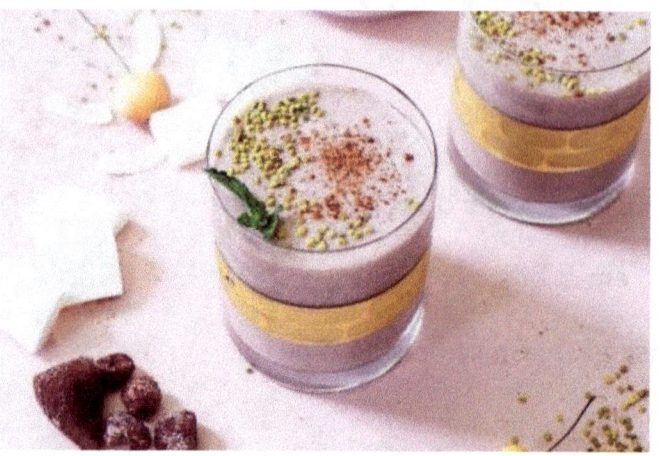

FAZ: 2 porções

Ingredientes:

- 2 xícaras (72g) de acelga, rasgada
- ½ xícara (83g) de abacaxi em pedaços, fatiado
- 1 xícara (144g) de mirtilos
- 1 xícara (152g) Melão Honeydew, picado
- 1 colher de sopa de óleo de coco extra virgem
- Água purificada

Instruções:

a) Adicione todos os ingredientes, exceto a água purificada, ao copo alto. Adicione água conforme desejar, garantindo que não ultrapasse a Max Line.

b) Processe até ficar homogêneo.

46. Smoothie misto de goji berry

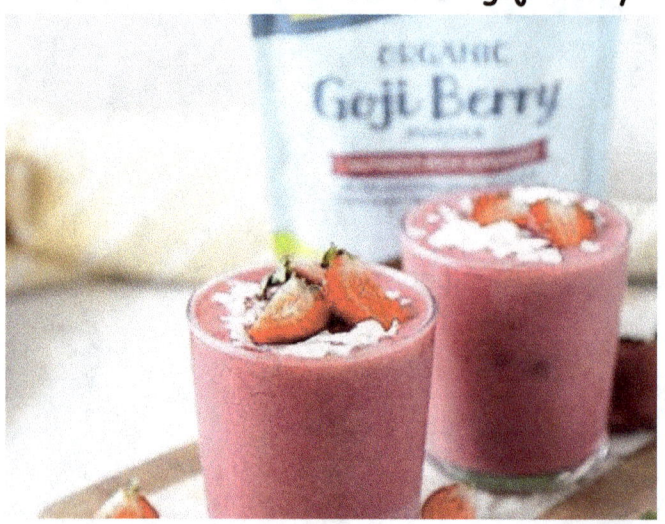

FAZ: 2 porções

Ingredientes:

- 2 xícaras (110g) de alface romana, picada
- 1 banana madura, cortada em rodelas
- ¼ xícara (30g) de Goji Berries
- 1 xícara (144g) de frutas vermelhas
- Raiz de gengibre de 1 polegada (2,5 cm)
- Água purificada

Instruções:

a) Adicione todos os ingredientes, exceto a água purificada, ao copo alto. Adicione água conforme desejar, garantindo que não ultrapasse a Max Line.

b) Processe até ficar homogêneo.

47. Suco de frutas pós-treino

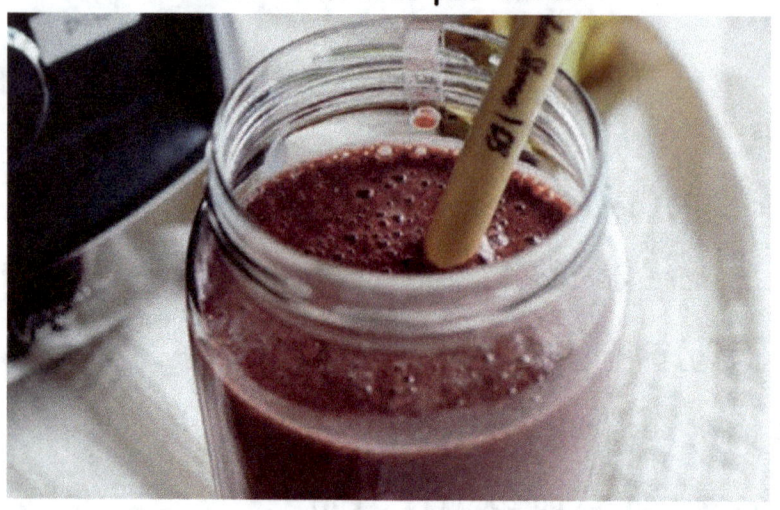

Ingredientes

- 100 ml de líquido de sua escolha (água, água de coco ou leite vegetal)
- 3 colheres de chá de tahine
- 2 bananas
- 1 xícara de cerejas congeladas
- 1 colher de pó de proteína de baunilha
- Gelo, conforme necessário

instruções

a) Adicione o líquido de sua escolha ao recipiente do liquidificador.

b) Junte o restante dos ingredientes e feche a tampa.

c) Selecione a função 'Smoothie' ou comece devagar e aumente o volume por cerca de 40 segundos até que todos os ingredientes estejam bem misturados.

d) Sirva em uma jarra de vidro grande com um canudo de bambu.

e) Aproveitar!

48. Suco de Melancia

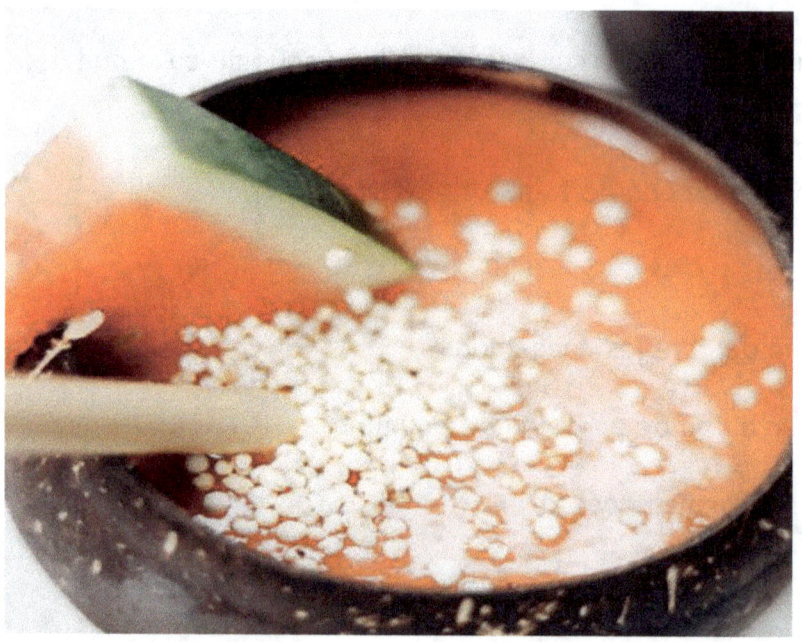

Ingredientes

- 1 xícara de melancia fresca fatiada
- $\frac{1}{2}$ xícara de morangos
- 2 xícaras de manga congelada

instruções

a) Coloque a melancia fresca no liquidificador.

b) Adicione os morangos e a manga congelada e feche a tampa.

c) Misture em alta por 55 segundos até atingir a consistência desejada.

d) Sirva no seu copo favorito e bom apetite!

49.   Batido de PB e Morango

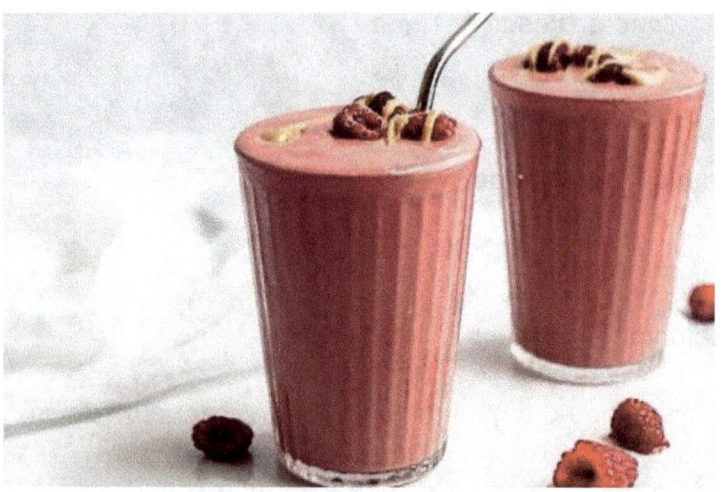

Ingredientes:

- 1 xícara de morangos congelados
- 1 banana grande fatiada
- 1-2 colheres de sopa de manteiga de amendoim crua

instruções

a) Misture com 1/2 a 1 xícara de líquido.
b) Aproveitar

50.   Couve Cereja Mirtilo

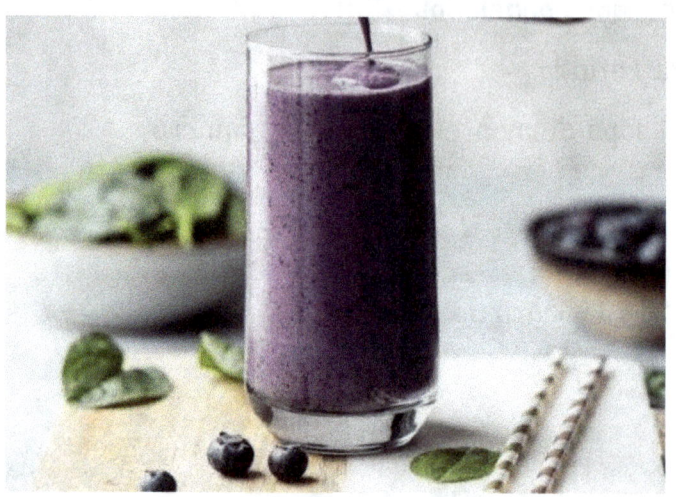

Ingredientes:

- 1 xícara de couve
- 1 xícara de cerejas
- 1/2 xícara de mirtilos

instruções

a) Misture com 1/2 a 1 xícara de líquido.
b) Aproveitar

51.   Framboesa Banana Chia

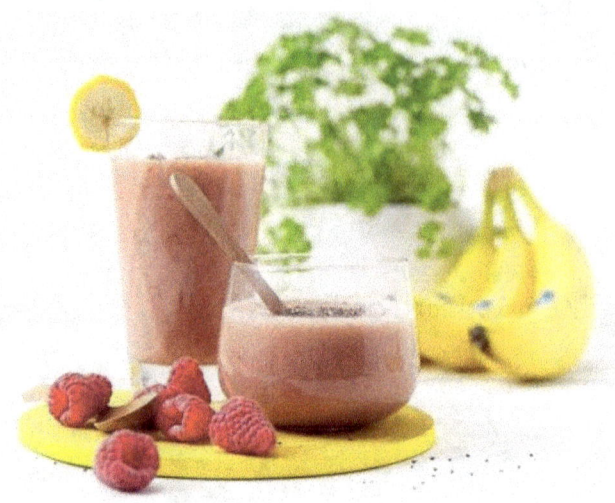

Ingredientes:

a) 1 1/2 xícara de framboesas congeladas

b) 1 banana grande fatiada

c) 1 colher de sopa de sementes de chia

instruções

a) Misture com 1/2 a 1 xícara de líquido.

b) Aproveitar

52.   Smoothie de laranja verde

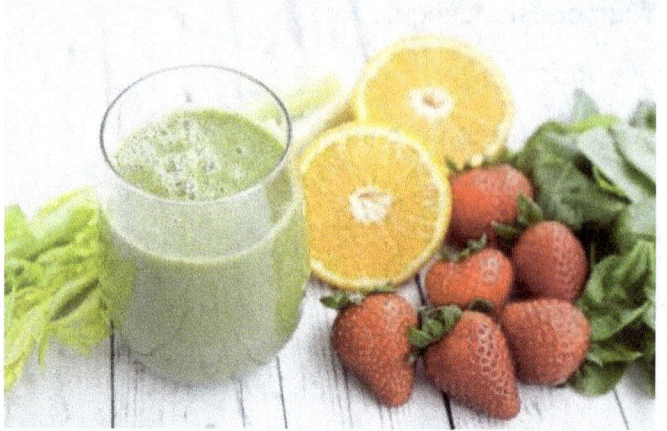

Ingredientes:

- 1 banana
- 5 morangos grandes
- $\frac{1}{2}$ xícara de laranja descascada
- $\frac{1}{2}$ xícara de maçã fatiada
- Um pouco de semente de linhaça
- 2 punhados de espinafre
- 1 xícara de água gelada

Instruções:

a) Misture todos os ingredientes no liquidificador e bata até ficar homogêneo.

b) Este é maravilhoso e perfeito para o almoço.

53. Suco de Chia com Chocolate

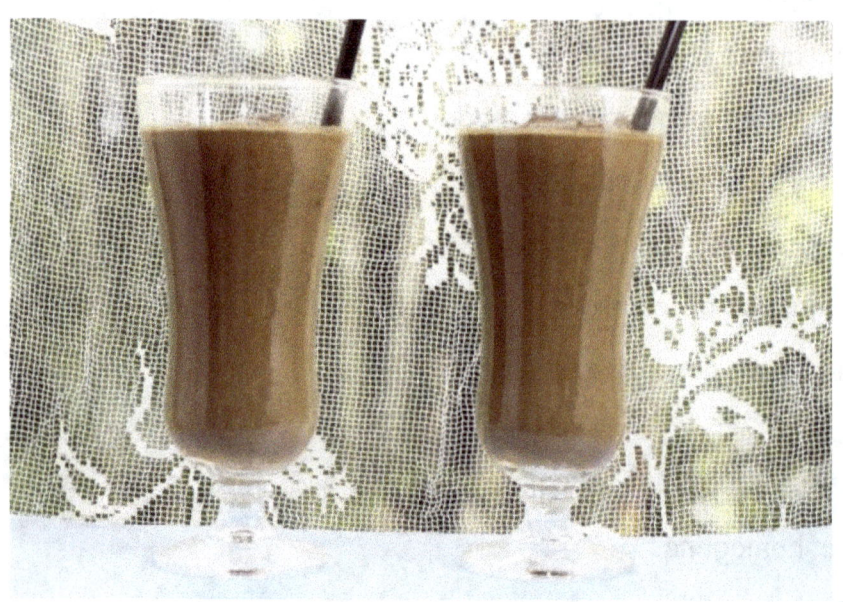

Serve: 2

Ingredientes:

- 1 xícara de água
- 1 1/2 xícaras de morangos orgânicos congelados
- 1 colher de sopa de sementes de chia
- 2 colheres de sopa de nibs de cacau cru
- 1 colher de sopa de cacau em pó cru
- 6 nozes de macadâmia cruas
- 3 tâmaras sem caroço
- 1 banana congelada, cortada em pedaços pequenos
- 1 punhado grande de couve picada
- 4 a 5 cubos de gelo

Instruções:

a) Coloque a água e os morangos no liquidificador e processe até ficar homogêneo e cremoso. Adicione as sementes de chia, nibs de cacau, cacau em pó e nozes de macadâmia; processo por 1 minuto completo. Adicione as tâmaras, a banana congelada e a couve e processe novamente até misturar bem. Adicione o gelo e processe novamente.

b) Sirva gelado.

54. Smoothie de chá verde e gengibre

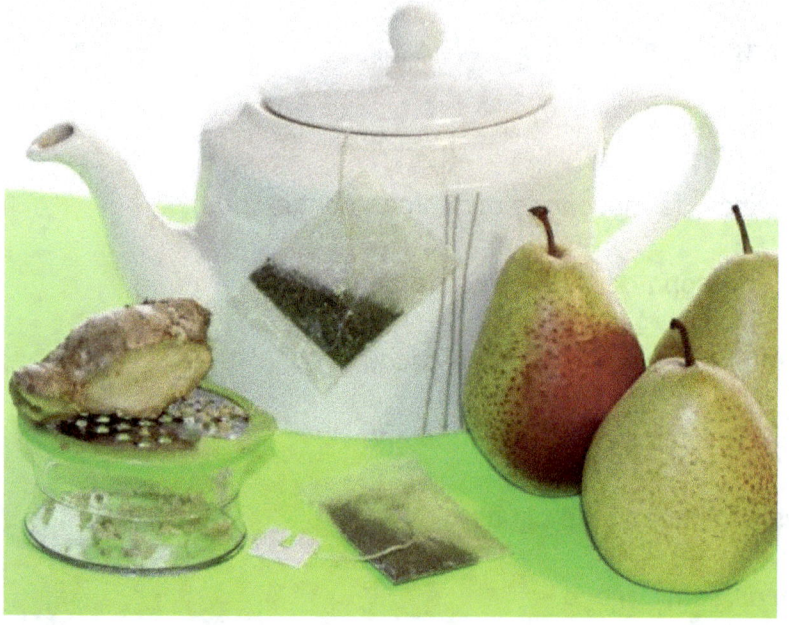

Serve: 2

Ingredientes:

- 1 pêra Anjou, picada
- 1/4 xícara de passas brancas ou amoras secas (
- 1 colher de chá de gengibre fresco picado
- 1 punhado grande de alface romana picada
- 1 colher de sopa de sementes de cânhamo
- 1 xícara de chá verde fermentado sem açúcar, resfriado
- 7 a 9 cubos de gelo

Instruções:

a) Coloque todos os ingredientes, exceto o gelo, no liquidificador e processe até ficar homogêneo e cremoso. Adicione o gelo e processe novamente.

b) Bebida gelada.

55. Shake sem leite de cereja e baunilha

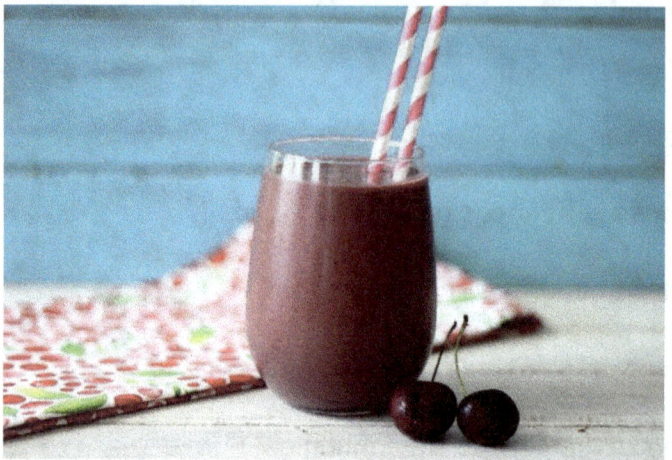

Serve: 2

Ingredientes:

- 1 xícara de cerejas sem caroço congeladas
- 1/4 xícara de macadâmia crua
- 1/2 banana, cortada em pedaços
- 1/4 xícara de bagas de goji secas (ou passas brancas)
- 1 colher de chá de extrato de baunilha puro
- 1 xícara de água
- 6 a 8 cubos de gelo

Instruções:

a) Coloque todos os ingredientes, exceto o gelo, no liquidificador e processe até ficar homogêneo e cremoso. Adicione o gelo e processe novamente.

b) Beba gelado.

56. Smoothie de frutas e leite de coco

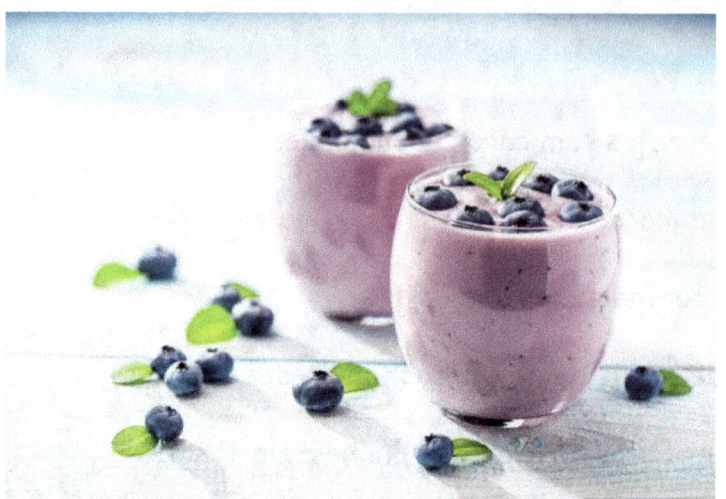

Rende 4 porções

Ingredientes

- 1 saco de 10 onças de mirtilos congelados ou outras frutas
- 3 bananas maduras
- 1 xícara de iogurte natural
- 1 xícara de leite de coco sem açúcar
- 2 colheres de mel

Instruções:

a) Em um liquidificador, bata os mirtilos, bananas, iogurte, leite de coco e mel. Servir.

57.   Suco de sucesso

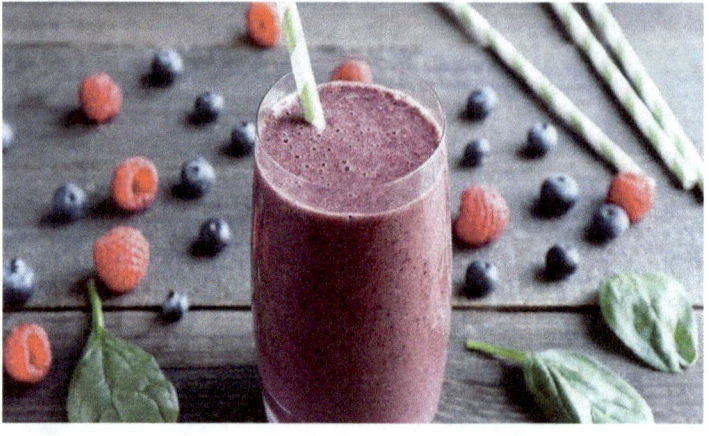

Ingredientes:

- 1 xícara de morangos, fatiados
- 1 xícara de mirtilos
- ⅓ banana, fatiada
- 1 colher de chá de linhaça moída
- 1 punhado de espinafre
- 1 colher de chá de mel

Instruções:

a) Misture tudo e divirta-se!

58. Amoras e erva-doce

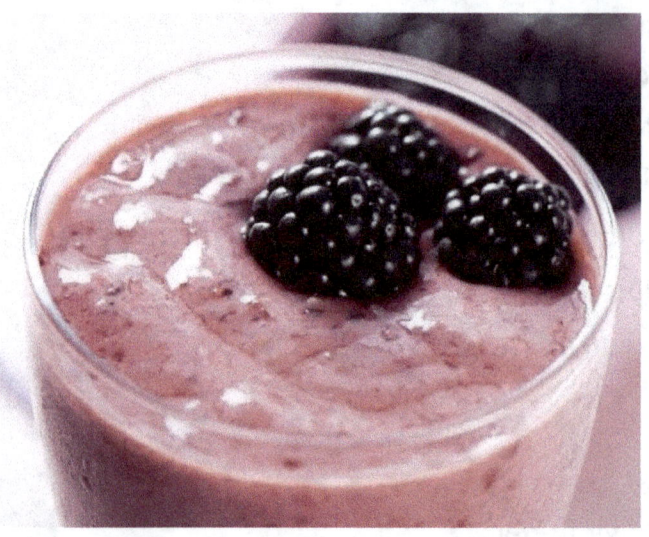

Ingredientes

- 1 maçã
- ½ erva-doce
- ¼ xícara (50ml) de água
- ½ xícara (100 ml) de amoras

Instruções:

a) Corte a maçã e o funcho em pedaços e misture com água no liquidificador.

b) Sirva coberto com amoras.

59. Abacate e frutas

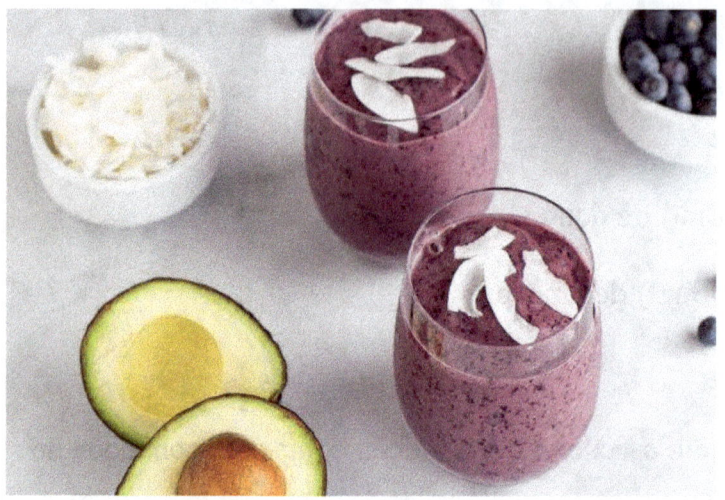

Ingredientes:

- 1 abacate
- 1 pera
- 3 ½ onças (100 g) de mirtilos

Instruções:

a) Corte os abacates e as peras em pedaços. Misture em uma tigela e cubra com mirtilos.

60.   Tigela de Açaí Clássica

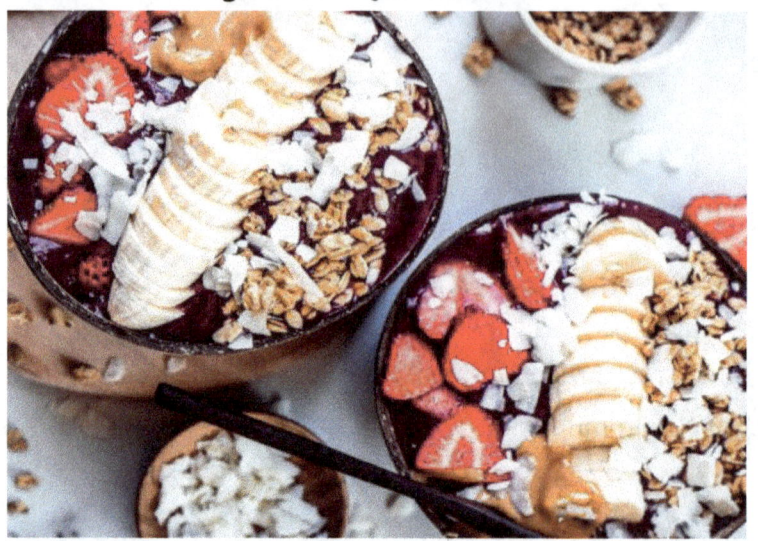

Ingredientes

- ¾ xícara de suco de maçã
- ½ xícara de iogurte de coco
- 1 Banana (fresca ou congelada)
- 2 xícaras de frutas vermelhas congeladas
- 150 g de purê de açaí congelado

Coberturas:

- Morangos
- Banana
- Granola
- Flocos de Coco
- Manteiga de amendoim

instruções

a) No liquidificador, adicione o suco de maçã e o iogurte de coco.

b) Adicione os demais ingredientes e feche a tampa. Selecione a variável 1 e aumente lentamente para a variável 10. Use o calcador para empurrar os ingredientes nas lâminas e bata por 55 segundos ou até ficar homogêneo e cremoso.

61.   Tigela de smoothie de açaí e cereja

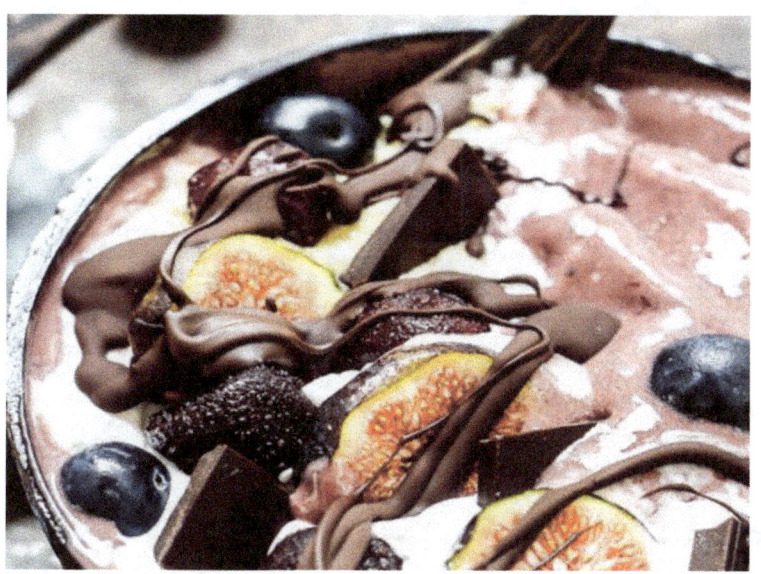

Ingredientes

- 4 colheres de sopa de iogurte de coco
- ½ xícara de açaí congelado
- 2 bananas, frescas ou congeladas
- ½ xícara de cerejas congeladas
- 1 pedaço de 1 cm de gengibre fresco

Coberturas:

- Manteiga de Caju
- Iogurte de coco
- Figo, fatiado
- Pedaços de chocolate amargo
- Amoras
- Cerejas

instruções

a) Adicione o iogurte de coco primeiro antes de adicionar o restante dos ingredientes no recipiente do liquidificador e feche a tampa.

b) Misture em alta por 55 segundos até ficar cremoso. Coloque em sua tigela de coco favorita, cubra as coberturas e divirta-se!

62. Tigela de smoothie azul oceano

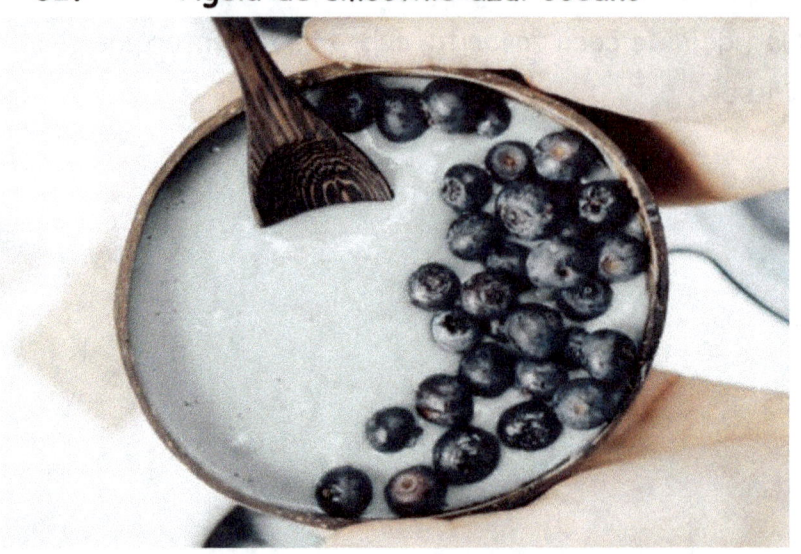

Ingredientes

- Um toque de leite de coco
- 3 bananas congeladas
- 1 colher de chá de espirulina azul em pó
- Um punhado de mirtilos

instruções

a) Adicione um pouco de leite de coco no liquidificador.

b) Adicione as bananas, a spirulina azul e metade dos mirtilos e feche a tampa.

c) Selecione a variável 1 e aumente lentamente para a variável 10. Bata em velocidade alta por 55 segundos até ficar homogêneo e cremoso.

d) Use o tamper para empurrar os ingredientes nas lâminas.

e) Sirva em suas tigelas de coco, cubra com o resto de seus mirtilos e divirta-se!

63.   Tigela de smoothie verde da Mãe Terra

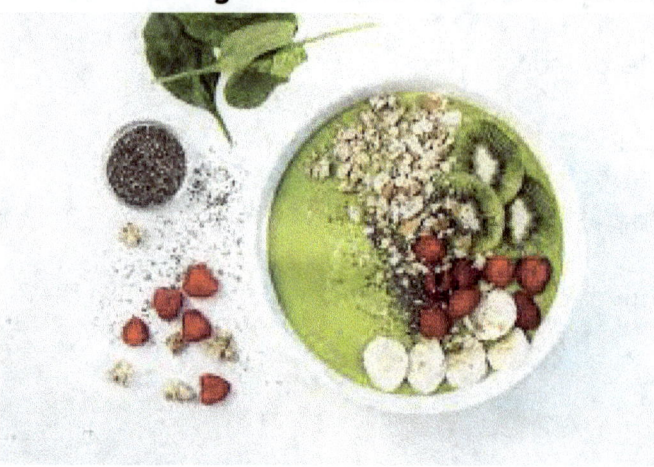

Ingredientes

- 2 xícaras de espinafre
- 1 xícara de outras folhas verdes, como acelga ou couve
- 1 banana congelada
- 1/2 abacate
- 1 xícara de leite de amêndoa de baunilha sem açúcar
- 2 colheres de sopa de manteiga de caju

Recheios opcionais:

- Granola
- Amêndoas fatiadas
- Framboesas frescas

instruções

a) Adicione todos os ingredientes, exceto a granola, as amêndoas picadas e as framboesas, no copo do liquidificador e bata até ficar homogêneo, tomando cuidado para não misturar demais.

b) Cubra com granola, amêndoas picadas, framboesas ou qualquer outra cobertura de sua escolha.

64. Tigela de smoothie de pêssego

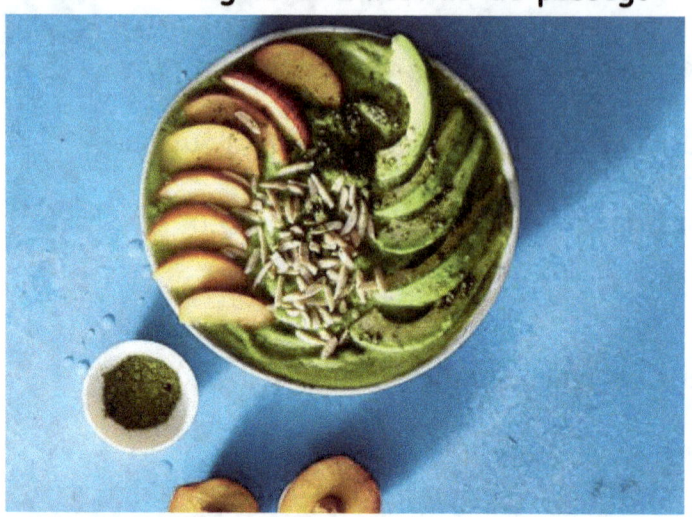

Ingredientes

- 2 xícaras de pêssegos, congelados
- 1 banana, congelada
- 11/2 xícaras de leite de amêndoa de baunilha sem açúcar
- 1 colheres de sopa de sementes de cânhamo
- Bagas misturadas
- flores comestíveis fatias de pêssego fresco fatias de abacaxi fresco

instruções

a) Adicione todos os ingredientes, exceto as flores comestíveis, fatias de pêssego fresco e fatias de abacaxi fresco no copo do liquidificador e bata até ficar homogêneo, tomando cuidado para não misturar demais.

b) Cubra com flores comestíveis, fatias de pêssego fresco, fatias de abacaxi fresco ou qualquer outra cobertura de sua escolha.

65. Mocha Smoothie Bowl

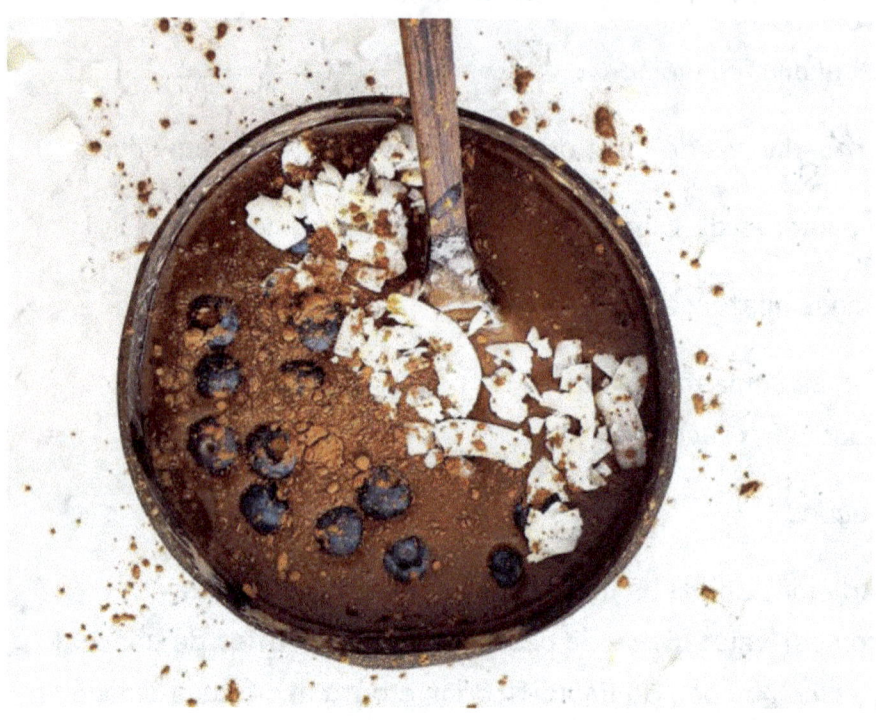

Ingredientes

- ½ - 1 xícara de leite não lácteo
- 2 bananas congeladas
- 1,5 colheres de sopa de café instantâneo
- 1 colher de sopa de cacau em pó
- Punhado de mirtilos

instruções

a) Coloque o leite de amêndoas no liquidificador primeiro seguindo com o restante dos ingredientes e feche a tampa.

b) Selecione a variável 1 e aumente lentamente para 10 e bata por 55 segundos até ficar homogêneo e cremoso.

c) Sirva em suas tigelas de coco favoritas e divirta-se!

d) Mantenha este smoothie tão simples quanto é ou cubra com suas coberturas favoritas.

e) Cubra com mirtilos.

66. Smoothie de cereja e coco

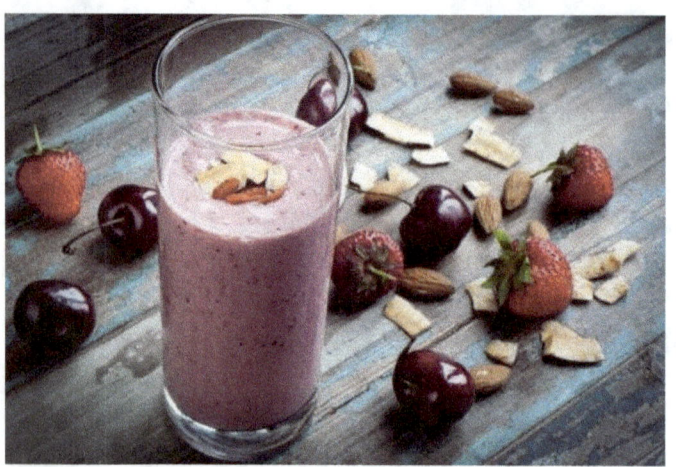

Porções: 2

Ingredientes

- 2 xícaras de cerejas congeladas e sem caroço
- 1 xícara de água de coco
- 1 colher de sopa de suco de limão fresco
- PunhadoMorangos

instruções

a) Junte todos os ingredientes no liquidificador e bata até ficar homogêneo.
b) Servir

67. Smoothie de iogurte de manga e nozes

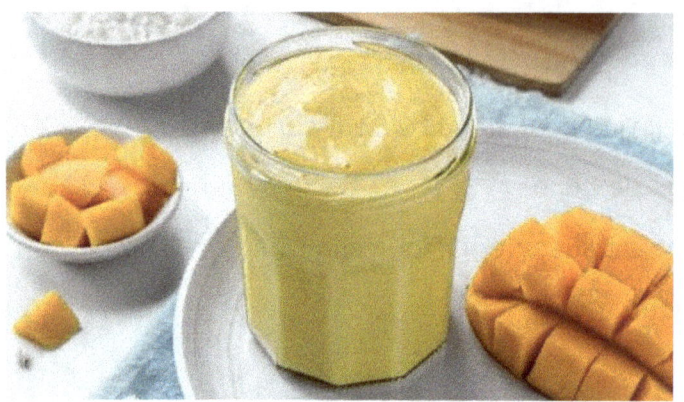

Porções: 1

Ingredientes

- 1 manga madura
- 2 colheres de sopa de iogurte de nozes
- 1/4 colher de chá de canela

instruções

a) Coloque a manga no congelador por 30 minutos para permitir que esfrie. Se você estiver com pressa, pule esta etapa e adicione 2 cubos de gelo ao smoothie.

b) Retire a casca da manga com um descascador de alimentos,

c) Corte a manga em pedaços médios, reserve cerca de 1 colher de chá de manga para usar mais tarde para decorar o smoothie.

d) Coloque a manga, o iogurte de nozes e 1/4 colher de chá de canela no liquidificador.

e) Bata por 2-3 minutos em potência alta ou até que a mistura fique cremosa.

f) Despeje em um copo, cubra com a manga invertida e polvilhe levemente com canela.

68. Cenoura Manga Coco

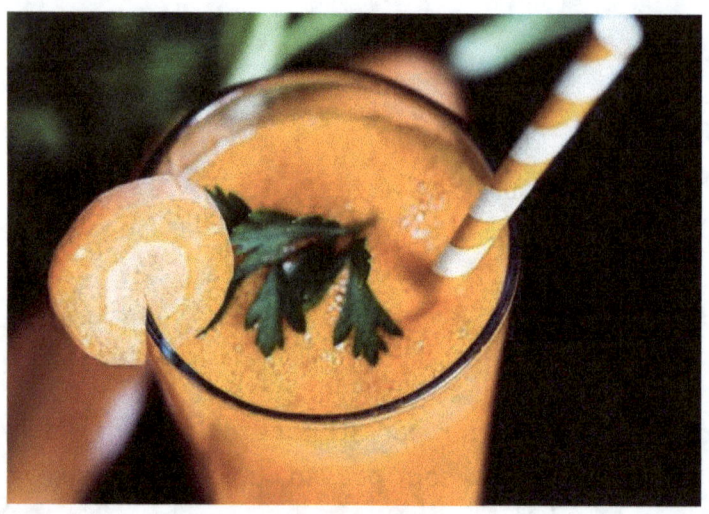

Ingredientes:

- 1 cenoura grande ralada
- 1 xícara de manga congelada
- 1-2 colheres de sopa de coco sem açúcar, ralado
- ¼ xícara de framboesas (opcional)

instruções

a) Misture com 1/2 a 1 xícara de líquido.
b) Aproveitar

69. Gengibre Pina Colada

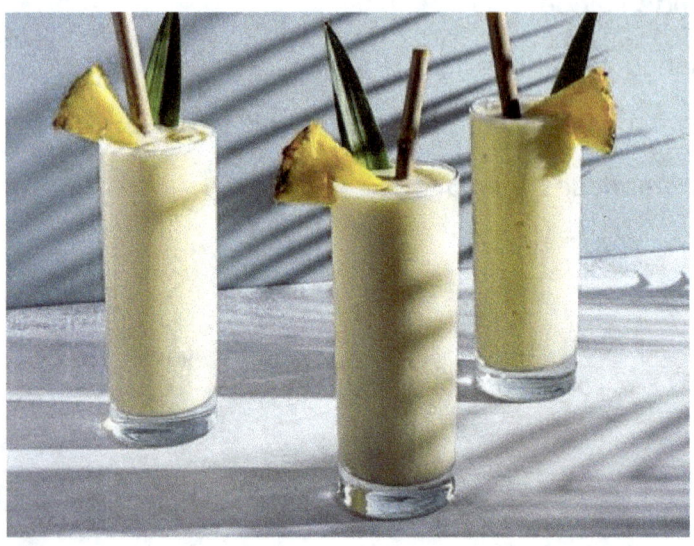

Ingredientes:

- 2 xícaras de abacaxi congelado
- 1 limão descascado e fatiado
- pedaço de 1/2 polegada de gengibre em fatias finas
- Bagas misturadas

instruções

a) Misture com 1/2 a 1 xícara de líquido.
b) Aproveitar
c) Cubra com frutas

70.   Smoothie de maçã

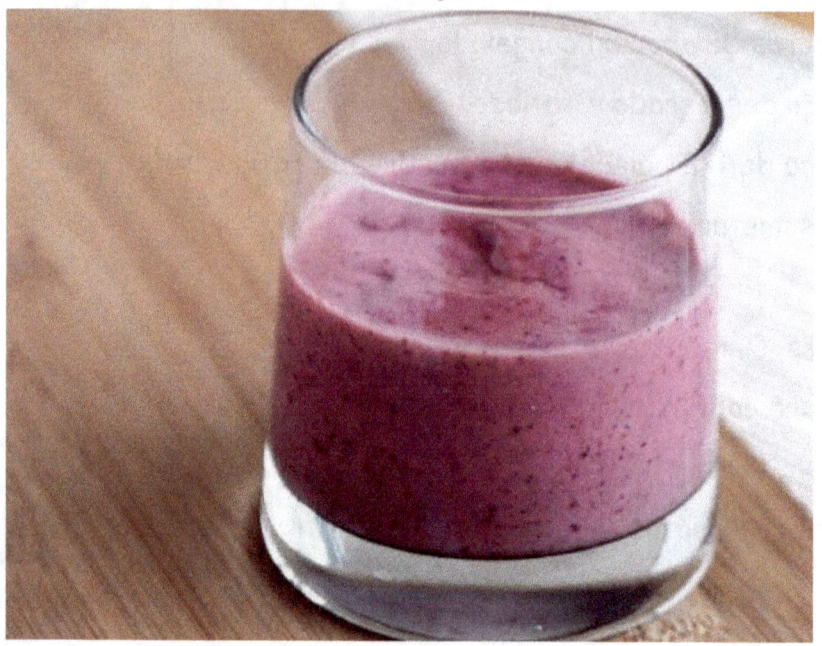

Ingredientes

- 1 xícara de cidra de maçã fresca
- 4-6 morangos com o caule deixado
- 1 banana congelada 1 xícara de iogurte (sem açúcar e sem gordura)
- $\frac{1}{4}$ xícara de amêndoas
- 2 colheres de sopa de gérmen de trigo

instruções

a) Misture até obter uma consistência suave e agradável.

b) Isso dá o suficiente para 3.

71. Sonho de Amêndoa

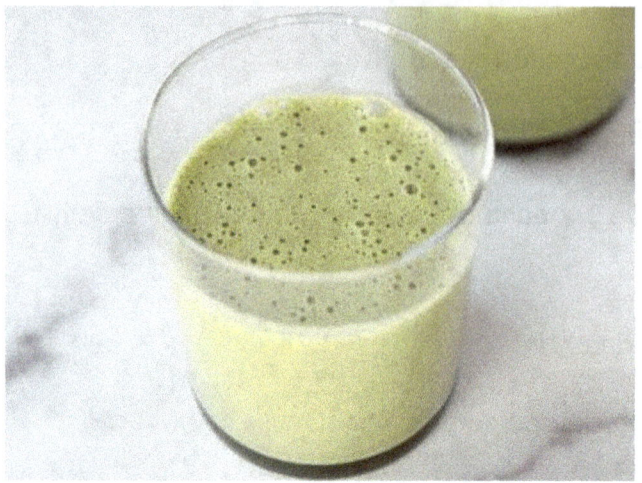

Ingredientes:

- 1 xícara de Leite de Amêndoas
- 3 colheres de sopa. Manteiga de Amêndoa
- 1 xícara de couve
- 1 xícara de espinafre
- 1/4 xícara de mirtilos
- 1/4 xícara de amoras
- 4 -5 Cubos de Gelo

Instruções:

a) Misture todos os ingredientes para combinar.

b) Aproveitar.

72.   Smoothie de frutas verdes e nozes

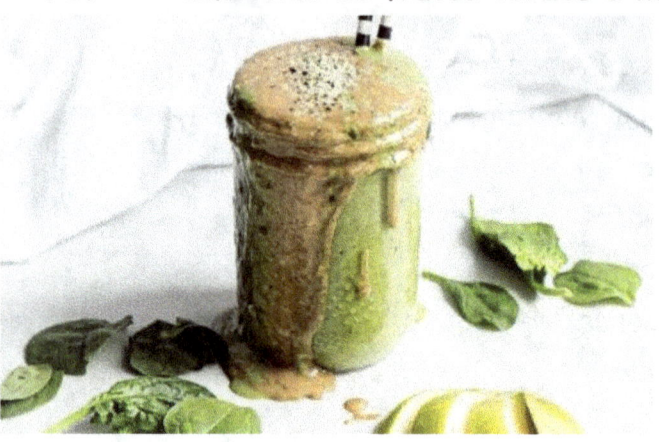

Ingredientes:

- 1 xícara de Leite de Amêndoas
- 1/4 xícara de sementes de girassol
- 1/4 xícara de castanha de caju
- 3 xícaras de espinafre
- 2 Datas
- 1/2 xícara de mirtilos
- 1 banana
- 4 - 5 cubos de gelo

Instruções:

a) Misture todos os ingredientes para combinar.

b) Aproveitar.

73.   Suco Verde Menta

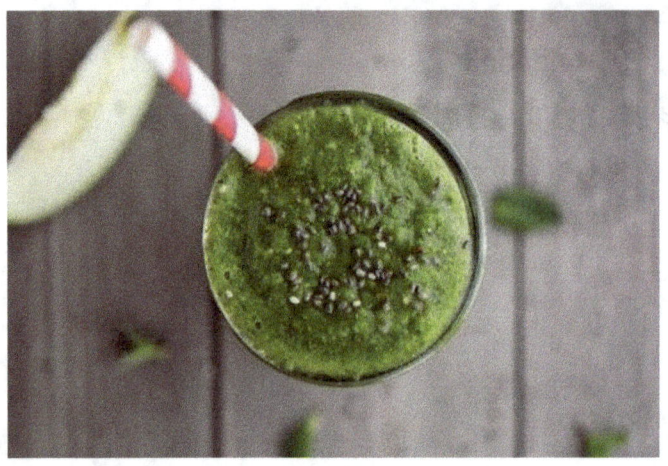

Ingredientes:

- 1/2 xícara de suco de maçã
- 1 Colher de Sopa. Gengibre moído
- 1/4 xícara de folhas de hortelã
- 1 xícara de espinafre
- 1 xícara de couve
- 1 pêra
- 4 - 5 cubos de gelo

Instruções:

a) Misture todos os ingredientes para combinar.
b) Aproveitar.

74.   Smoothie de manga verde

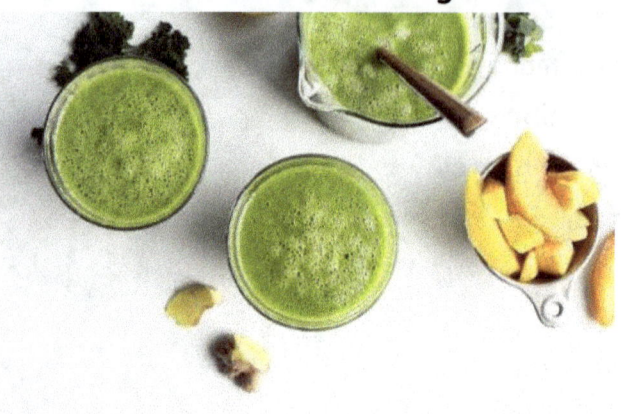

Ingredientes:

- 1 banana congelada
- 1 manga, fatiada
- 2 bons punhados de espinafre baby
- 1 xícara de água gelada

Instruções:

a) Adicione todos esses ingredientes no liquidificador e bata até ficar homogêneo

75. Smoothie verde picante e delicioso

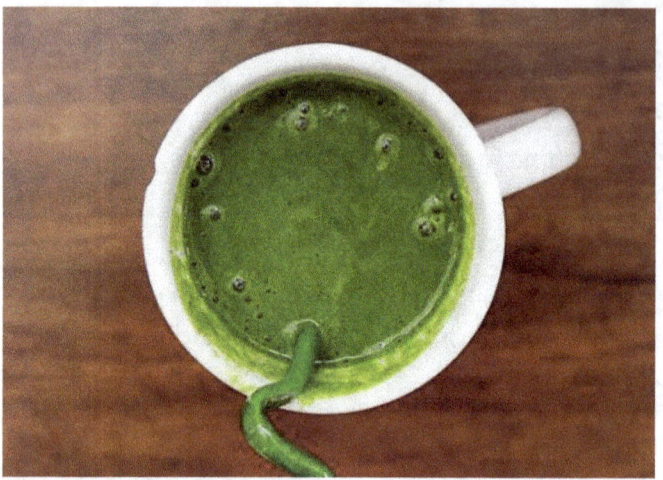

Ingredientes:

- ½ xícara de Leite Puro de Amêndoas de Baunilha
- 1 banana
- Traço de Canela
- 1 punhado de espinafre
- 1 colher de sopa de soro de leite em pó
- 1 xícara de gelo

Instruções:

a) Adicione todos esses ingredientes no liquidificador e bata até ficar homogêneo.

76. Smoothie verde para todos os fins

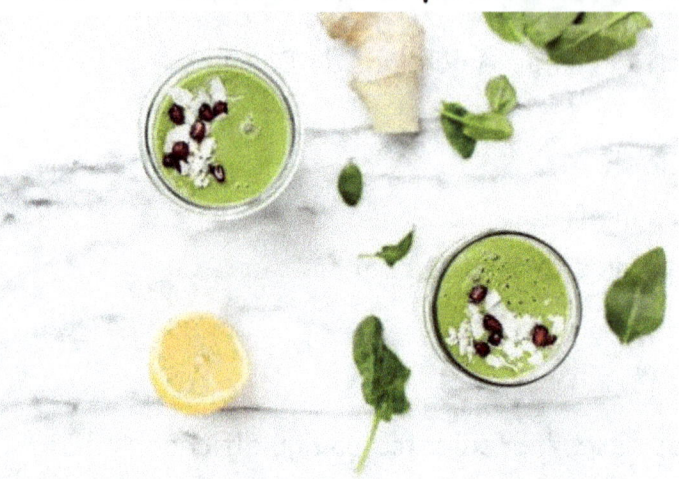

Ingredientes:

- 1 banana
- 1 maçã fatiada
- 1 pera fatiada
- 1 talo de aipo, cortado em pedaços
- $\frac{1}{2}$ Limão
- 2 punhados de espinafre
- 1 punhado de alface romana
- Um pouco de salsa
- Um pouco de coentro
- 1 xícara de gelo

Instruções:

a) Adicione todos os ingredientes no liquidificador e esprema o limão sobre ele. Bata até ficar homogêneo.

77. Suco de banana

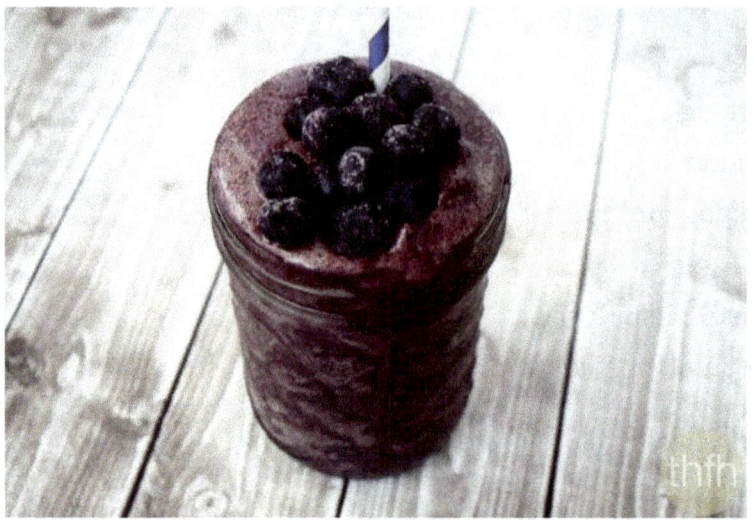

Ingredientes:

- 2 bananas

- 1/2 xícara de mirtilos

- 1 xícara de iogurte natural

instruções

a) Descasque as bananas, fatie e coloque em uma assadeira. Leve ao freezer e congele até ficar firme. Retire do freezer e coloque no liquidificador. Fatie as frutas e adicione ao liquidificador. Despeje o iogurte.

b) Misture até ficar homogêneo. Despeje no copo e sirva.

78. Power smoothie de banana-berry

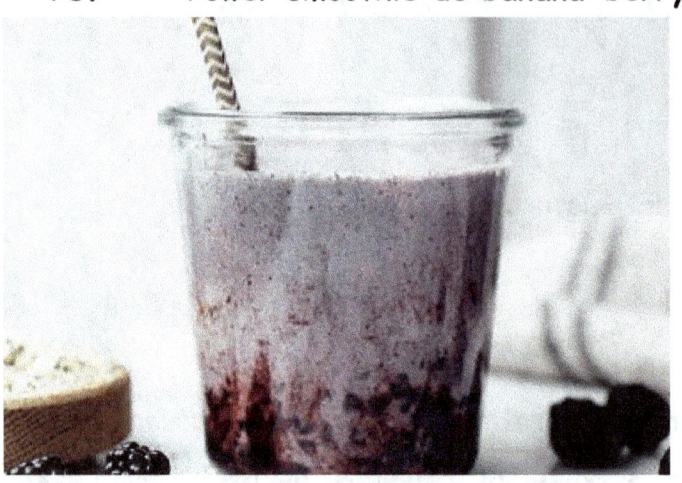

Ingredientes:

- 1/4 xícara de suco de laranja
- 1/2 xícara de iogurte natural com baixo teor de gordura
- 1/2 banana pequena madura descascada
- 1/4 xícara de morangos sem casca e fatiados
- mel a gosto
- 1 1/2 colheres de sopa de proteína de soja em pó de baunilha

instruções

a) Coloque todos os ingredientes em um liquidificador. Bata em velocidade alta até ficar homogêneo.

79.   Banana morango laranja

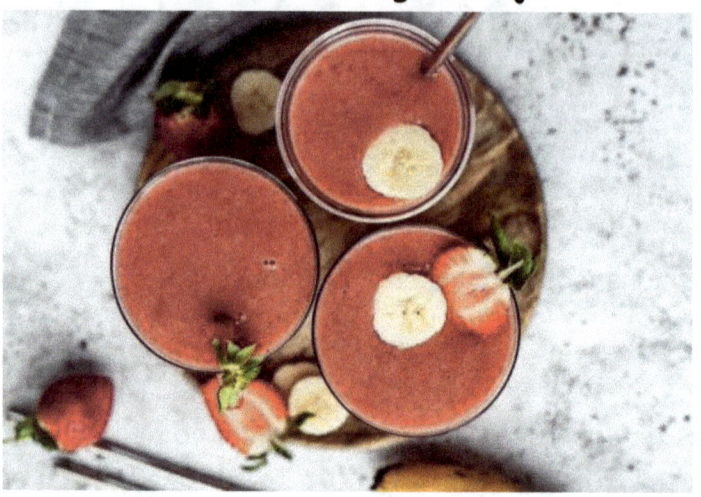

Ingredientes:

- 1 banana
- 1 punhado de morangos
- 1 xícara de iogurte de baunilha
- 1/2 xícara de leite
- 1/2 xícara de suco de laranja
- um punhado de cubos de gelo

instruções

a) Coloque tudo no liquidificador. Serve 3.

80. smoothie de frutas vermelhas

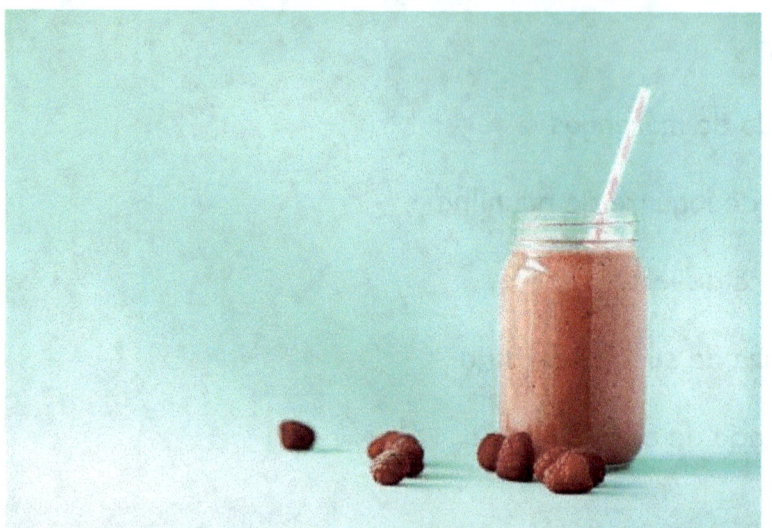

Ingredientes:

- 1 recipiente pequeno (6 onças) iogurte desnatado (qualquer sabor)
- 1 xícara de leite desnatado
- 1 xícara de frutas vermelhas congeladas (qualquer tipo)

instruções

a) Misture em alta até ficar homogêneo. Você pode adicionar alguns pedaços de banana, se preferir. Serve 1.

81. Batido de laranja com banana

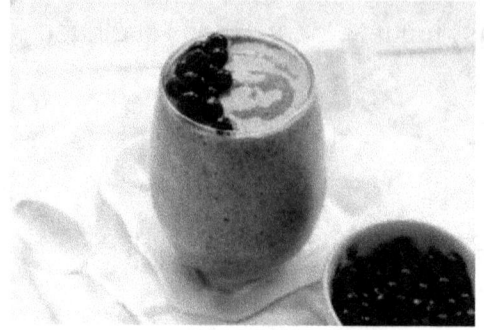

Ingredientes:

- 1 banana pequena, descascada, cortada e congelada
- 1/4 xícara de frutas vermelhas frescas ou congeladas (como morangos, amoras e/ou framboesas)
- 1 xícara de suco de laranja
- 3 colheres de sopa de iogurte de baunilha com baixo teor de gordura Morangos frescos fatiados (opcional)

instruções

a) Em um recipiente do liquidificador, misture os pedaços de banana congelados, as frutas desejadas, o suco de laranja e o iogurte. Cubra e misture até ficar homogêneo.

b) Para servir, despeje em copos altos. Se desejar, decore cada bebida com morangos frescos.

82.   Batido de explosão de bagas

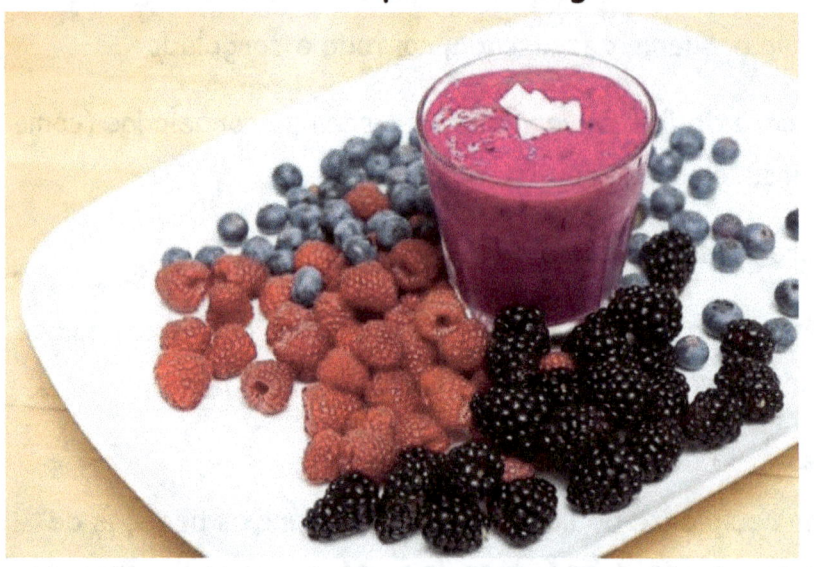

Ingredientes:

- 1 xícara de suco de maçã
- 1 1/2 xícaras de limonada
- 1 xícara de framboesas congeladas
- 1/2 xícara de morangos congelados
- 1 xícara de sorvete de framboesa

instruções

a) Despeje todos os ingredientes líquidos no liquidificador. Adicione todos os ingredientes congelados. Misture na configuração MIX por 30 segundos e depois misture na configuração SMOOTH até ficar homogêneo. Enquanto a máquina estiver funcionando, mova o bastão de agitação no sentido anti-horário para ajudar na mistura.

b) Sirva imediatamente.

83. Batido de brainstorming de bagas

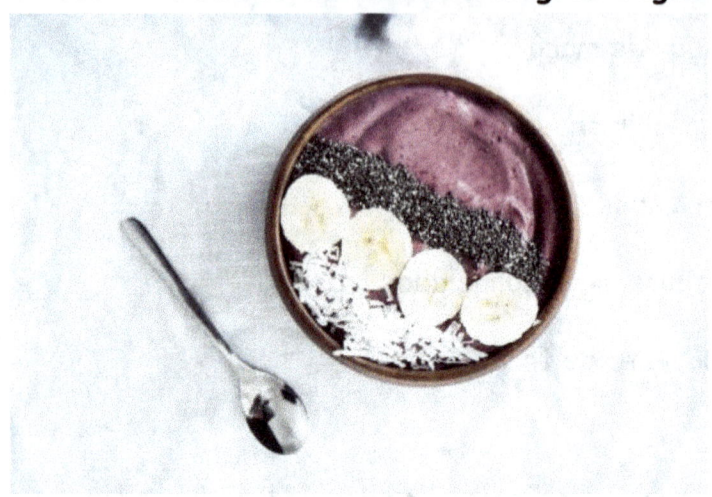

Ingredientes:

- 1/2 xícara de morangos congelados
- 1/2 xícara de mirtilos congelados
- 1/2 xícara de framboesas congeladas
- 1/2 xícara de suco de maçã
- 1/2 colher de chá de suco de limão
- 1/2 xícara de iogurte congelado sem gordura
- 1/2 xícara de gelo

instruções

a) Bata os ingredientes no liquidificador; misture até ficar homogêneo e espumoso.

b) Serve 1.

84.   Suco de banana com mirtilo

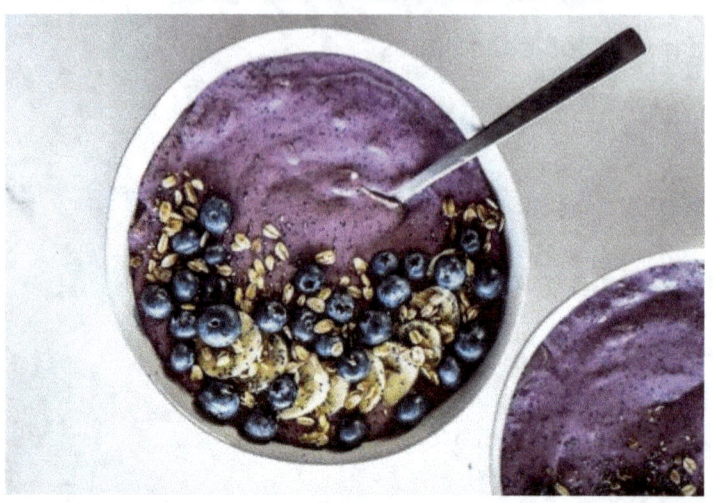

Ingredientes:

- 1 banana média madura
- 3/4 xícara de mirtilos frescos ou congelados
- 1/4 xícara de iogurte de baunilha sem gordura
- 3/4 xícara de leite desnatado
- pitada de canela (se desejar)
- 1/2 xícara de gelo picado

instruções

a) Junte todos os ingredientes no liquidificador e bata até ficar homogêneo. Serve 2 porções

85. Smoothie de ervilha de vaca

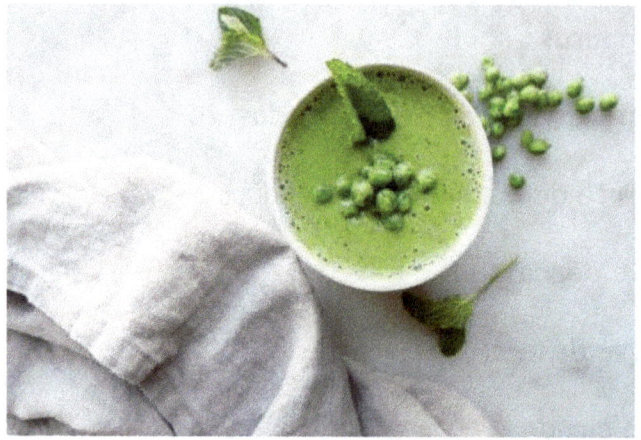

Ingredientes:

- Iogurte Grosso
- Polpa de Laranja
- Ervilhas
- Folhas de menta
- Cebolas Frescas
- Fonte de proteína: clara de ovo, leite de soja, queijo cottage.

instruções

a) Pique as cebolas finamente e refogue-as em fogo baixo. Coloque-os de lado. Cozinhe metade das ervilhas de vaca para torná-las esponjosas e macias.

b) Misture o iogurte, a polpa de laranja e as cebolas para fazer uma pasta grossa. Adicione as ervilhas no final.

c) Use folhas de hortelã para enfeitar na hora de servir. Sirva gelado.

86.   Máquina de desintoxicação verde

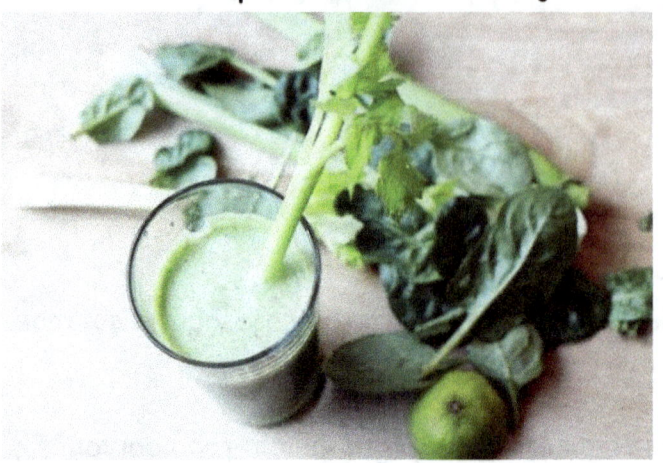

Ingredientes:

- 1/2 xícara de suco de laranja
- 2 colheres de chá de gengibre
- 2 xícaras de couve
- 1/2 xícara de coentro
- 1 Limão (retire as sementes, guarde a casca)
- 1 maçã verde
- 1 Banana (congelada, picada)

Instruções:

a) Misture todos os ingredientes para combinar.

b) Aproveitar.

87. Smoothie de folhas verdes

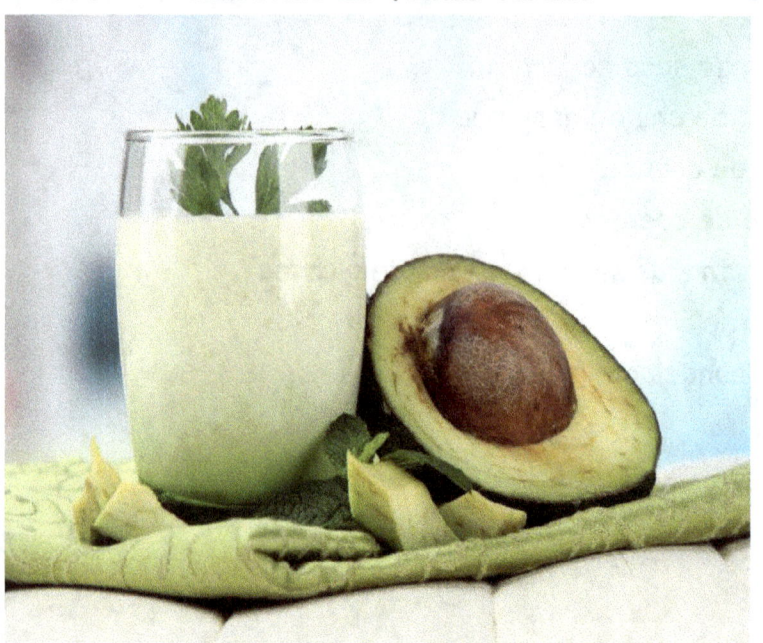

Ingredientes:

- 1/2 xícara de suco de maçã
- 2 xícaras de mix de folhas
- 1 xícara de espinafre
- 1 Limão (retire as sementes, mantenha a casca)
- 1 pêra
- 1 Banana (congelada, picada)

Instruções:

a) Misture todos os ingredientes para combinar.

b) Aproveitar.

88. Batido de cranberry colossal

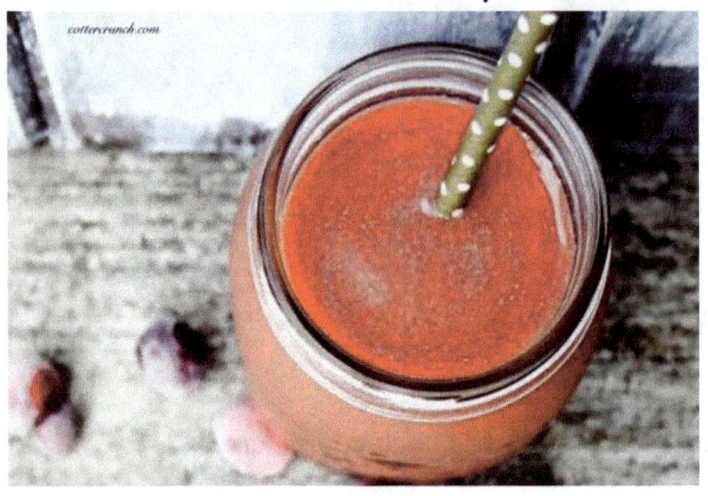

Ingredientes:

- 1 1/2 xícaras de suco de cran-framboesa
- 2 xícaras de frutas vermelhas congeladas
- 1 1/2 xícaras de iogurte congelado de baunilha sem gordura

instruções

a) Coloque todos os ingredientes no liquidificador e bata até ficar homogêneo.

b) Serve 2 porções

89. Smoothie de laranja

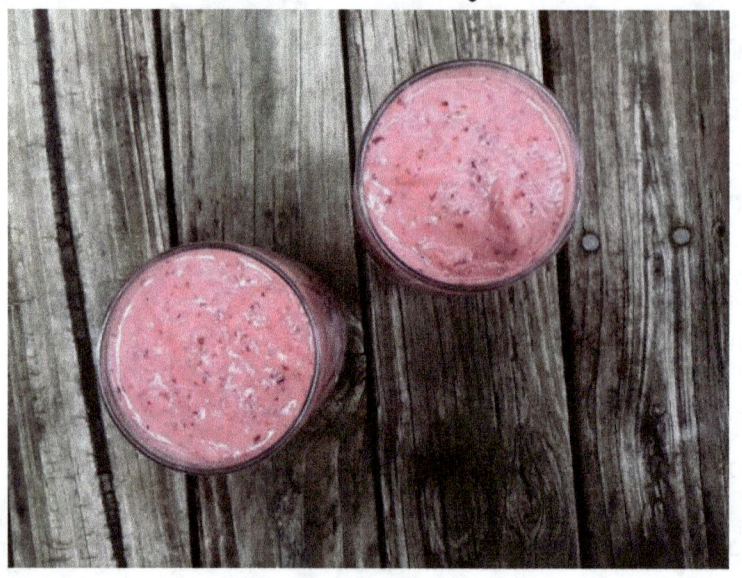

Ingredientes:

- 1 xícara de suco de cranberry
- 1/2 xícara de sorvete sabor framboesa
- 1 colher de sopa de suco de laranja concentrado
- 1 1/2 xícara de pedaços de laranja
- 1/2 xícara de cranberries frescas ou cerejas

instruções

a) Combine o suco de cranberry, sorvete e concentrado de suco de laranja em um liquidificador. Adicione as seções de laranja e cranberries. Misture até ficar homogêneo.

b) Serve 2 porções

90.   Suco cremoso de mirtilo

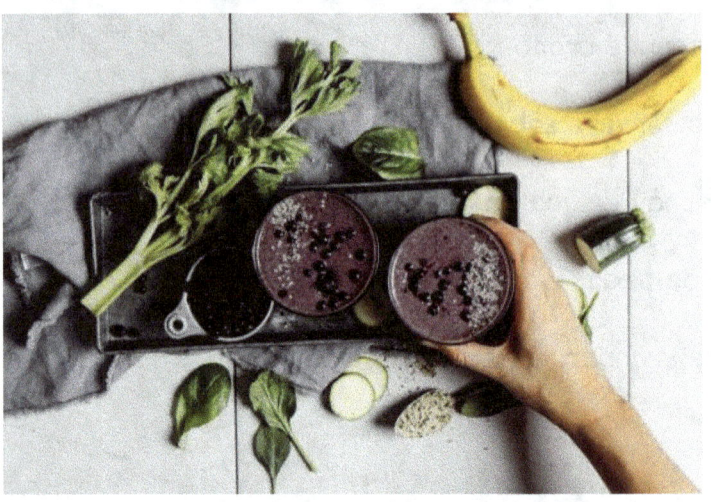

Ingredientes:

- 6 onças. iogurte de mirtilo light (açúcar reduzido) sem gordura, congelado
- 1 xícara de mirtilos, frescos
- 1 xícara de leite desnatado

instruções

a) Coloque todos os ingredientes no liquidificador.

b) Bata até atingir a consistência de smoothie! 1/2 xícara de mirtilos congelados podem ser adicionados para torná-lo mais espesso.

91.   Smoothie de café da manhã rápido

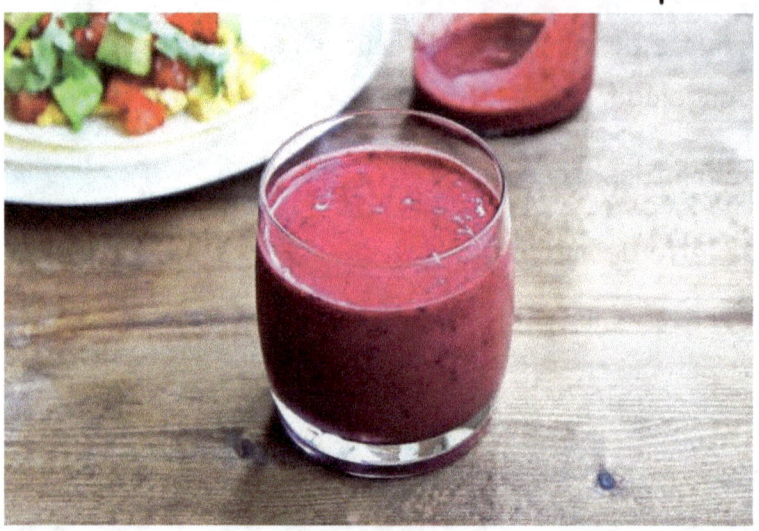

- 16 oz. Mirtilo com baixo teor de gordura ou iogurte de morango

Ingredientes:

- 1 1/4 C Leite desnatado
- 3/4 C Mirtilos ou Morangos Frescos ou Congelados
- 3 colheres de sopa de leite em pó
- 2 colher de chá de mel

instruções

a) Em um liquidificador, bata até ficar homogêneo. Boa saúde: colesterol mais baixo, imunidade mais forte, faz 4.

b) Pode ser congelado, deixe na geladeira. para descongelar durante a noite, mexa bem antes de beber.

92. Oi smoothie de frutas de fibra

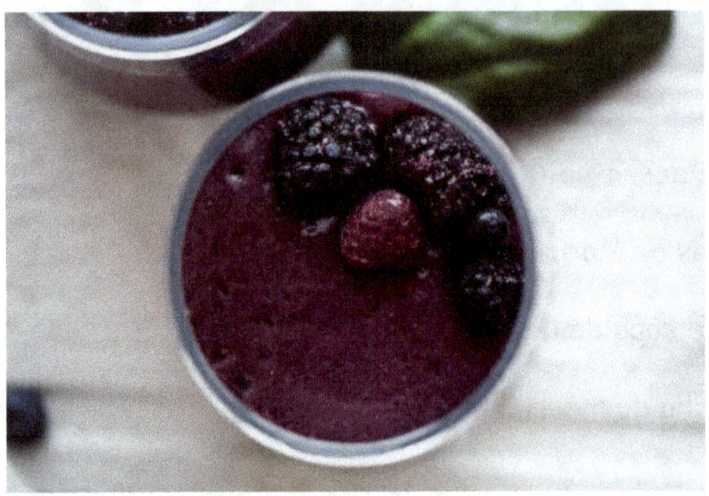

Ingredientes:

- 1 xícara de amoras
- 1 xícara de morangos sem casca e cortados ao meio
- 1 xícara de mirtilos
- 1 xícara de leite de soja com baixo teor de gordura 1/8 colher de chá de canela em pó
- 3 cubos de gelo

instruções

a) Junte todos os ingredientes no liquidificador e bata até ficar homogêneo. Se as bagas não estiverem totalmente maduras, adicione um pouco de mel ou substituto de açúcar para doçura.

b) serve 2

93.   Suco de morango com kiwi

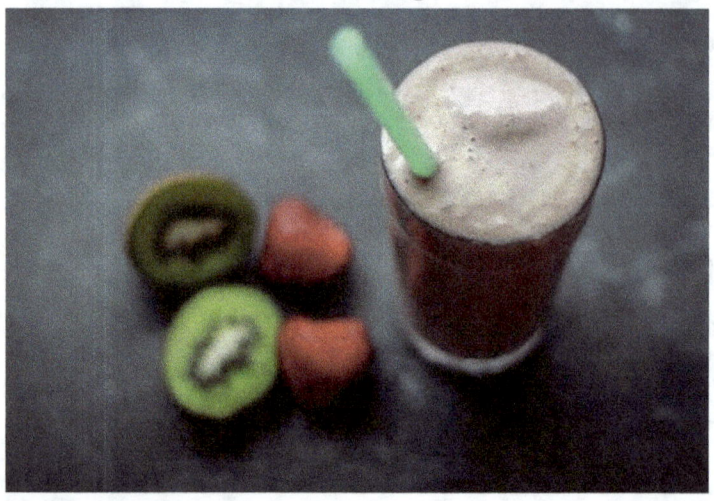

Ingredientes:

- 3 kiwis descascados
- 1 xícara de fatias de banana congeladas
- 3/4 xícara de suco de abacaxi
- 1/2 xícara de morangos congelados

instruções

a) Coloque todos os ingredientes no liquidificador.

b) Bata até atingir a consistência de smoothie!

94.   Smoothie de iogurte de morango com limão

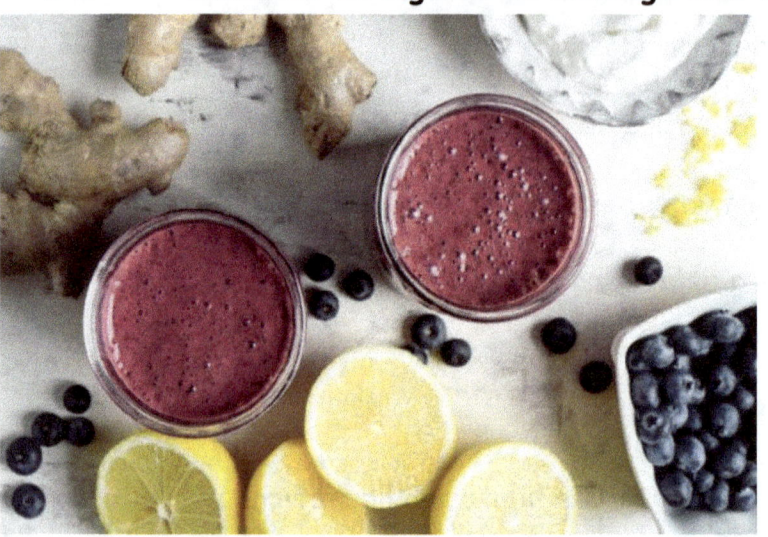

Ingredientes:

- 1 xícara de iogurte de baunilha sem gordura
- 1/2 xícara de suco de laranja
- 1 1/2 xícara de morangos
- 1/2 xícara de gelo picado
- 1 colher de chá de suco de limão
- 1/2 colher de chá de raspas de limão

instruções

a) Bata tudo no liquidificador até ficar homogêneo.

b) Serve 1 (grande)

95. Smoothie de nectarina

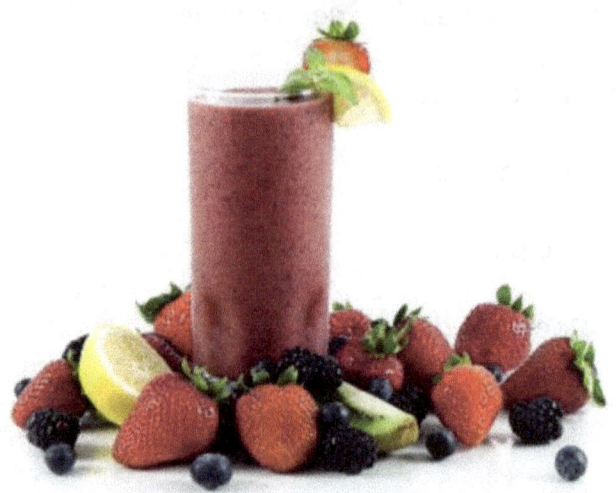

Ingredientes:

- 1 nectarina, sem caroço
- 3/4 xícara de morangos, descascados
- 3/4 xícara de mirtilos, lavados e escorridos
- 1/3 xícara de leite em pó desnatado em pó
- 1 xícara de gelo picado

instruções

a) Em um liquidificador, misture a nectarina, os morangos, os mirtilos, o leite em pó e o gelo picado. Misture até ficar homogêneo. despeje em copos e sirva.

b) serve 2

96. Smoothie de banana com morango sem gordura

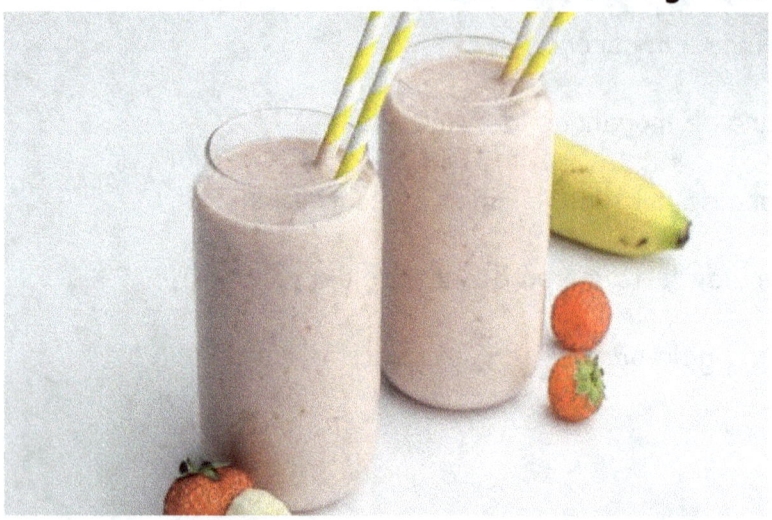

Ingredientes:

- 1 xícara de morangos frescos
- 1 banana
- 1 xícara de iogurte desnatado
- 1 pacote de açúcar ou substituto do açúcar
- 2 xícaras de gelo

instruções

a) Bata até ficar cremoso

97.   Smoothie de papaia

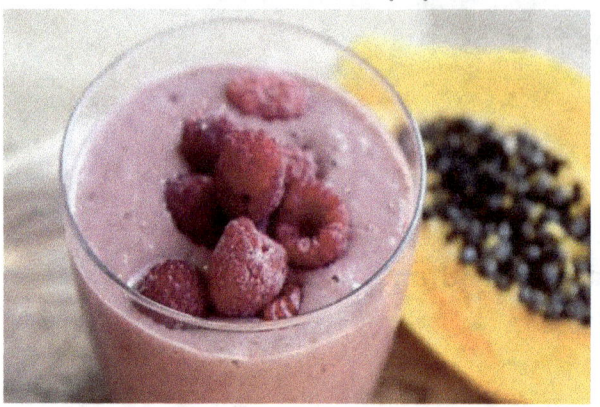

Ingredientes:

- 1 banana congelada (congelar deixa a bebida super gelada sem diluir com gelo)
- 1/2 mamão papaia fresco
- 10-12 framboesas (frescas ou congeladas)
- 1/2 xícara de água ou suco de frutas
- 1 colher de sopa de gérmen de trigo torrado (opcional)

instruções

a) Bata no liquidificador por 30-45 segundos.

b) faz cerca de dezesseis onças deliciosas, cheias, veganas e nutritivas

98. Banana papaia framboesa

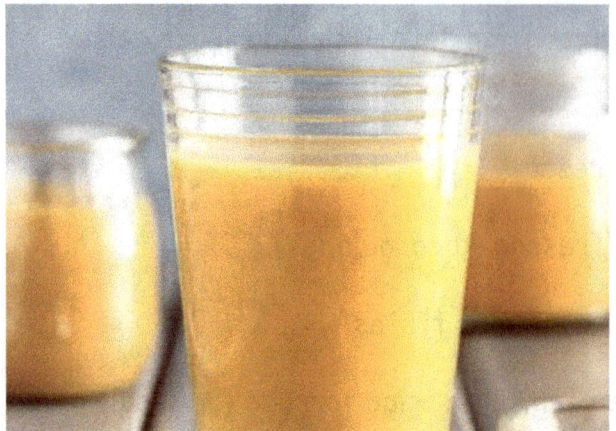

Ingredientes:

- 1 banana congelada, descascada
- 1/2 mamão papaia fresco
- 10-12 framboesas (frescas ou congeladas)
- 1/2 xícara de água ou suco de frutas

instruções

a) Coloque todos os ingredientes no liquidificador.

b) Bata até atingir a consistência de smoothie!

99.   Suco de pêssego

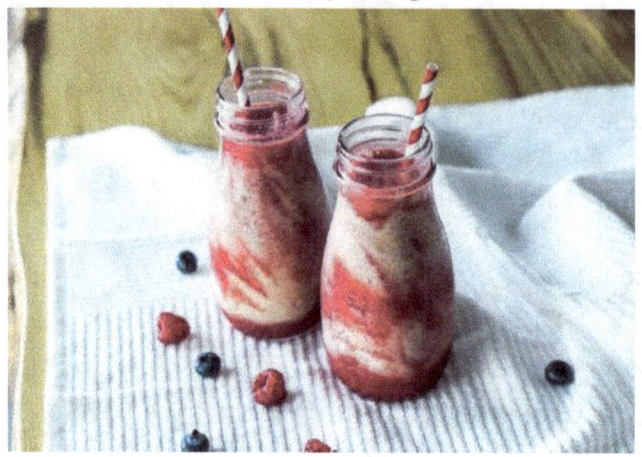

Ingredientes:

- 1 xícara de iogurte de pêssego sem gordura
- 3/4 xícara de néctar de pêssego
- 1/2 xícara de framboesas
- 1 1/2 xícara de pêssegos médios maduros, picados

instruções

a) Misture o iogurte e o néctar no liquidificador. Adicione as framboesas e os pêssegos. Misture até ficar homogêneo.

b) Serve 2 porções

100. Suco de abacaxi

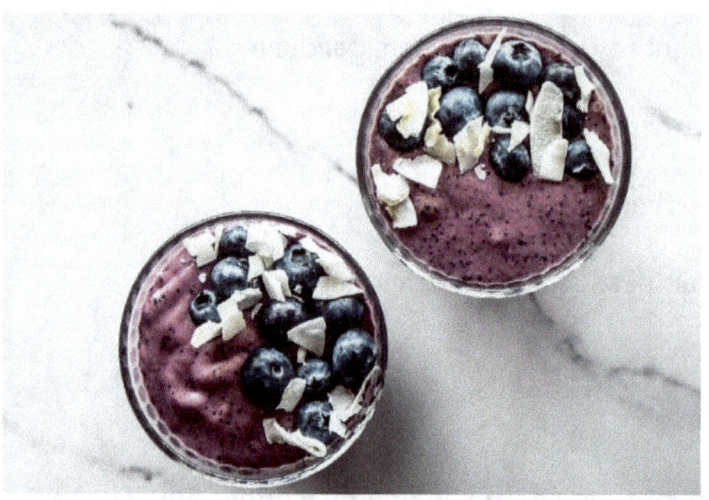

Ingredientes:

- 1 xícara de suco de laranja
- 1/4 xícara de suco de abacaxi
- 2 anéis de abacaxi (fatias de abacaxi Dole)
- 6 morangos frescos
- 12-15 framboesas congeladas
- 8-10 amoras congeladas
- 12-15 mirtilos congelados
- 3 onças. iogurte desnatado, qualquer sabor
- Gelo (o quanto você preferir para consistência)

instruções

a) Coloque todos os ingredientes no liquidificador.

b) Misture bem até atingir a consistência de smoothie!

CONCLUSÃO

Os smoothies são ricos em nutrientes, vitaminas, minerais, proteínas e fibras solúveis. E quando se trata das possibilidades de criar um smoothie incrivelmente delicioso, simplesmente não há limite para sua criatividade.

Um bom smoothie saudável está entre as maneiras mais saudáveis de começar o seu dia.

www.ingramcontent.com/pod-product-compliance
Lightning Source LLC
Chambersburg PA
CBHW071825080526
44589CB00012B/917